中医药类课程思政教学案例丛书

温病学

主编　谢忠礼　张晓艳

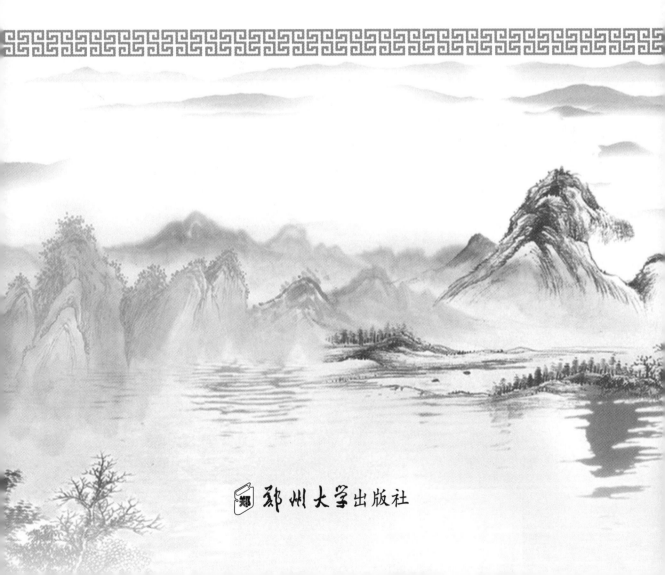

郑州大学出版社

图书在版编目（CIP）数据

温病学／谢忠礼，张晓艳主编. -- 郑州 ：郑州大
学出版社，2024.12. --（中医药类课程思政教学案例丛
书）. -- ISBN 978-7-5773-0623-0

Ⅰ. R254.2

中国国家版本馆 CIP 数据核字第 202470TH47 号

温病学

WENBINGXUE

项目负责人	孙保营　杨雪冰	封面设计	苏永生
策 划 编 辑	陈文静	版式设计	苏永生
责 任 编 辑	陈　思	责任监制	朱亚君
责 任 校 对	张若冰		

出版发行	郑州大学出版社	地　　址	郑州市大学路 40 号（450052）
出 版 人	卢纪富	网　　址	http://www.zzup.cn
经 　 销	全国新华书店	发行电话	0371-66966070
印 　 刷	辉县市伟业印务有限公司		
开 　 本	787 mm×1 092 mm　1/16		
印 　 张	9	字　　数	209 千字
版 　 次	2024 年 12 月第 1 版	印　　次	2024 年 12 月第 1 次印刷

书 　 号	ISBN 978-7-5773-0623-0	定　　价	31.00 元

主编简介

　　谢忠礼,男,教授,河南中医药大学硕士研究生导师,高等学校中医学类专业核心课程温病学课程联盟理事,第五批基础类全国中医临床优秀人才。现任河南中医药大学温病学教研室主任。长期从事中医经典课程伤寒论、金匮要略和温病学的教学与临床工作。主持河南省教学质量工程项目5项,主编著作2部,副主编著作5部;副主编教材2部,参编全国统编教材5部,发表教研论文7篇。获河南省科学技术进步奖2项,中华中医药学会科学技术进步奖1项,国家发明专利1项。获第四届"中医药社杯"全国高等中医药院校青年教师教学基本功竞赛优秀奖。获"河南省新长征突击手"称号。

　　张晓艳,女,副教授,河南中医药大学硕士研究生导师。河南省教育厅学术技术带头人。长期从事温病学教学、临床与科研工作,主持并参与国家自然科学基金3项,主持河南省高等学校重点科研项目1项。以第一完成人获得厅级教研成果二等奖1项,三等奖2项。副主编著作4部,参编教材7部,发表教研论文30余篇。获第三届"中医药社杯"全国高等中医药院校青年教师教学基本功竞赛三等奖,河南省教育系统教学技能竞赛一等奖。获"河南省教学标兵"称号。

作者名单

主　　编　谢忠礼　张晓艳

副 主 编　朱　平　胡研萍　谢　苗　张瓅方

编　　委　(以姓氏笔画为序)

王一凡　南京中医药大学中医学院

王梦婷　河南中医药大学中医学院(仲景学院)

邓金钗　河南中医药大学中医学院(仲景学院)

卢晨光　南阳理工学院张仲景国医国药学院

朱　平　南京中医药大学中医学院

沈　双　南京中医药大学中医学院

张晓艳　河南中医药大学中医学院(仲景学院)

张瓅方　南阳理工学院张仲景国医国药学院

陈毅恒　河南中医药大学中医学院(仲景学院)

胡研萍　河南中医药大学中医学院(仲景学院)

谢　苗　河南中医药大学中医学院(仲景学院)

谢忠礼　河南中医药大学中医学院(仲景学院)

总 序

党的十八大以来,习近平总书记先后主持召开全国高校思想政治工作会议、全国教育大会、学校思想政治理论课教师座谈会等重要会议,作出一系列重要指示,强调要加强高校思想政治教育。2020年5月,教育部印发了《高等学校课程思政建设指导纲要》,指出"深入挖掘课程思政元素,有机融入课程教学,达到润物无声的育人效果"。"必须抓好课程思政建设,解决好专业教育和思政教育'两张皮'问题。"由此开启了高校课程思政教学改革的新局面。为全面推进课程思政建设,制定了《河南中医药大学全面推进课程思政建设工作方案》,并推出了多项课程思政教学改革举措,教师开展课程思政建设的意识和能力得到提升,但仍存在专业教育与思政教育融入难的问题,为此,河南中医药大学组织编写了本套"中医药类课程思政教学案例丛书(第一批)",以期符合提高人才培养质量的需要。

本套案例丛书由《中医基础理论》《中医诊断学》《内经选读》《温病学》《中药炮制学》《药用植物学》《中药鉴定学》《中医外科学》《中医儿科学》《中医内科学》《中医骨伤科学》《各家针灸学说》12门中医药课程组成,每门课程按照导论、课程思政教学案例及附录等板块编写。其中导论由课程简介、思政元素解读、课程思政矩阵图等内容组成;课程思政教学案例由教学目标、相关知识板块的思政元素分析、教学案例等内容组成;附录由课程思政教学改革经验做法、相关研究成果等内容组成。"中医药类课程思政教学案例丛书(第一批)"教材建设,坚持目标导向、问题导向、效果导向,立足于解决培养什么人、怎样培养人、为谁培养人这一根本问题,构建全员全程全方位育人大格局,既形成"惊涛拍岸"的声势,也产生"润物无声"的效果,本套案例丛书反映了河南中医药大学对课程思政教学改革的认识、实践与思考,并力争突出以下特色:

1. 坚持立德树人,提高培养质量

以习近平新时代中国特色社会主义思想为指导,落实立德树人根本任务,思想政治教育贯穿本套案例丛书,以实现知识传授、能力培养与价值引领的有机统一,着力培养具有理想信念、责任担当、创新精神、扎实学识、实践能力且身心健康的高素质人才。

2. 锐意改革创新，紧贴课堂需要

相较于案例和思政反映点模式，本套案例丛书从全局视角深入挖掘中医药专业知识蕴含的思政元素，并构建课程思政矩阵图，通过一级维度和二级指标充分结合，梳理专业知识、思政元素和教学案例之间的逻辑关系，增强课堂教学育人效果，逐步解决课程思政过程中存在"表面化""硬融入""两张皮"现象。

3. 强化精品意识，建设标杆教材

由学校主管领导、权威专家等组成中医药类课程思政教学案例丛书编审委员会，要求全体编委会成员提高政治站位，深刻理解开展课程思政的重大意义，从"为党育人、为国育才"的高度实施课程思政，强化责任担当，编写标杆教材。为保证编写质量，学校吸纳校内外教学经验丰富、理论扎实、治学严谨、作风优良的一线专业课教师与思政课教师组成编写委员会。

本套案例丛书是河南中医药大学课程思政工作体系的重要组成部分，希望通过分享经验和做法能为大家提供借鉴，努力开创课程思政育人新局面。课程思政不仅是教师职责所在，更关系到国家的长治久安，任重而道远，编审委员会期待与全体教师并肩前行，为培养合格的中医药人才尽一份力。

在此感谢一线教师在课堂教学过程中对"课程思政"的探索与创新，感谢学校领导、编委会成员、出版社在书稿编写过程中给予的大力支持与配合。由于创新较难、经验不足、可借鉴的研究成果不多等原因，本套教材难免有不足之处，还需要在教学实践中不断总结与提高，敬请同行专家提出宝贵经验，以便再版时修订提高。

编审委员会

2024 年 10 月

前 言

教育部《高等学校课程思政建设指导纲要》指出："把思想政治教育贯穿人才培养体系,全面推进高校课程思政建设,发挥好每门课程的育人作用,提高高校人才培养质量。"同时指出："培养什么人、怎样培养人、为谁培养人是教育的根本问题,立德树人成效是检验高校一切工作的根本标准。"在长期的教学实践中,河南中医药大学中医学院、南京中医药大学中医学院和南阳理工学院张仲景国医国药学院温病学教学一线教师在总结课程思政教学方法、整理课程思政教学案例、进行课程思政教学改革与临床实践的基础上,共同编写了本书,以推进思想政治教育在中医专业课教学中的建设与发展。

本书以课程思政为核心,同时注重"三基五性",突出基本知识、基本理论、基本技能以及思想性、科学性、先进性、启发性、适用性的统一。本书内容包括温病学基本理论、基础知识以及常见四时温病的诊治规律。课程思政建设内容围绕坚定学生理想信念,以爱党爱国、爱社会主义、爱人民、爱中医为主线,围绕政治认同、家国情怀、文化传承、法治意识、职业道德、科学精神、工匠精神、守正创新、人文关怀、个人素养、中医传统等重点优化课程思政内容,进行社会主义核心价值观教育和中华优秀传统文化教育。每章明确知识目标、能力目标和思政目标,引导学生学习思考。以专业知识点为基础,凝练思政元素,以思政教育为目的,将思政教育贯穿于专业知识中。根据每章教学目标,设计思政案例,综合反映课程蕴含的思政元素,推进习近平总书记新时代中国特色社会主义思想进教材入课堂,引导学生了解国情民情,增强对党创新理论的政治认同、思想认同、情感认同,坚定中国特色社会主义道路自信、理论自信、制度自信和文化自信,培育和践行社会主义核心价值观。将社会主义核心价值观内化为精神追求、外化为自觉行动。

本书是思想政治教育与温病学专业教学相互融合的首次探索,由于编者水平有限,书中难免存在不足之处,希望广大读者在使用过程中给予指正,共同促进思想政治教育与温病学课程的有机融合与发展,以便更好发挥温病学专业教育实现思政教育的课程责任。

编者
2024 年 5 月

目 录

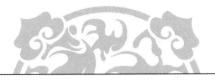

导　论

一、课程简介

温病学是中医学专业的核心骨干课程，是研究温病发生发展规律及其预防和诊治的一门学科。课程的主要任务是阐明温病的病因、发病规律、病理变化、诊断方法及其治疗预防，以有效防治外感热病，并指导临床内、外、妇、儿各科有关病证的防治。温病学是一门理论与实践紧密结合的课程，既有全面系统的理论体系，又有很强的临床实用价值；既有中医经典课程的理论属性，又有临床课程的特征。温病学课程内容有三大部分：一是温病学基础理论，包括温病学发展史、温病的概念、温病的病因、温病常用的诊法、温病的辨证方法、温病的治则治法和预防等；二是各种常见温病的辨证论治，包括风温、春温、暑温、秋燥、湿温、伏暑、大头瘟、烂喉痧、湿热疫、暑热疫和温热疫等；三是温病学名著选，主要包括吴又可《温疫论》、叶天士《温热论》、薛生白《湿热病篇》、吴鞠通《温病条辨》、杨栗山《伤寒瘟疫条辨》和余霖《疫疹一得》等。所以温病学蕴含历代医家丰富的学术思想和防治温病的经验，在中医学理论体系中有重要地位，属于中医经典课程范畴，是中医学专业的必修课程。学习温病学，要先系统学习中医基础理论、中医诊断学、中药学、方剂学、中医内科学、《内经》选读、《伤寒论》选读等课程，这些课程的基本理论、基本知识和基本方法是学习温病学的基础。

温病学的研究对象是温病，温病包括多数传染性疾病、感染性疾病和一些非感染性的发热性疾病。大多数温病起病急、变化快、病情较重，温病的发生和流行严重威胁人类的生命健康，需要积极防治。新中国成立以来，国家对温病的防治工作取得了巨大的成就，一些急性传染病得到有效控制，发病率显著降低，但还有许多传染病依然严重危害广大人民群众生命健康，如结核病、病毒性肝炎、艾滋病等，故科学防治传染病是医学界的重大任务。特别是近二十年来，新发传染病不断出现，如严重急性呼吸综合征（SARS）、埃博拉出血热、人禽流感、人感染猪链球菌病、甲型流感、新型冠状病毒感染等突发性公共卫生事件，给医学界有效防治带来了严峻的挑战，而温病学在上述疾病的防治中发挥了积极作用，向全世界展现了温病学理论的临床指导价值和临床应用价值。所以，紧密结合临床防治疾病的实际需求，拓展温病学理论和应用研究，推动温病学理论发展与温病防治水平的提升,是温病学课程教学的重大目标。故温病学的教学目标是系统掌握温病学的基本理论、基本知识和基本技能,重点掌握温病各种病证的特点和不同温病的证治规律,提高温病临床诊治水平。同时,掌握运用温病学理论防治包括感染性疾病在内的发热性疾病,以及内、外、妇、儿科等各科相关疾病。学习温病学,要理论联系实际,为进入临床防治温病打下坚实的理论基础,在实践中不断提高分析问题和解决问题的能力,最终提高临床诊疗水平。课程选用"十四五"国家规划教材,方便学生学习使用。

二、思政元素解读

温病学是我国人民长期和外感热病作斗争的智慧结晶,在中华民族的医疗保健事业中做出了重要贡献。温病学是集温病基本理论、温病主要诊法、温病辨证理论和温病治疗预防为一体的中医学专业骨干课程,是传承温病防治方法的主要课程,是开展课程思政的主要平台。课程的基础理论部分,如温病病因、诊法特点、辨证理论、治疗原则等,有基础课程的基本属性,课程的临床诊治部分,如风温、春温、暑温、秋燥、湿温、伏暑等,理法方药具备,又有临床课程的基本特点。课程涉及的温病学原著,如《温热论》《湿热病篇》《温病条辨》等,是中医学的重要古典医籍,又蕴含着丰富的人文知识。温病学的形成史,是中医学家诊治外感热病的创新发展史,课程中蕴含丰富的思政元素,如守正创新、价值取向、认知科学、方法论思想、文化传承等。课程的教学体系从温病学的发展史开始,至四时温病的诊治结束,对课程内容逐次展开讲解,课程理论联系实际、由浅入深组织教学活动,灵活融入思政元素。如从温病的防治历史和方法,结合感染性疾病和传染性疾病以及发热性疾病的综合防治,反映温病学家不畏艰巨的求知探索精神、科学创新精神,以及对国家民族的高度认同和爱国情怀,从而培养学生的家国情怀、建立理想信念、形成价值理念、传承中医文化、提高综合素养,提高道德情操、建立工匠精神,形成以人为本、医者仁心的大医精神,从而增强学生中医文化自信、培养学生科学创新精神和民族自豪感。

(一)政治认同

政治认同是温病学课程思政的最高维度,关系课程教学质量。新中国成立以来,在历次传染病的防治中温病学理论和知识发挥了重要作用。进入21世纪,新发传染病不断发生,对人民生命健康构成严重威胁,运用温病学理论防治新发传染病,是在党和国家统一领导下实现的,彰显了我国优越的社会主义政治制度。温病学教学过程中,贯穿培养学生对党的集中领导、国家制度的高度认同,是温病学课程思政的首要目标。在绪论中,温病学理论的萌芽,上溯战国秦汉晋唐时期,正是因为国家的统一和社会的稳定,才产生并保留了大量的医学典籍,造就了灿烂的中医药文化。所以学习温病学,首先是对中华民族悠久历史的认同;温病学理论成长于宋金元时期,这一时期是中国历史上民族大融合时期,特别是北宋经济文化发达,中医学家对外感热病的治疗理论突破了传统的伤寒理论范式,提出变化仲景方治疗外感热病,体现了这一时期中医学家的传承守正与科学创新精神;明清时期,随着疾病谱的变化,时代需要中医学理论的创新和治疗手段的变化,温病学的理论和治法已经成熟,涌现出众多温病学家,对温病的病因、诊断方法、辨证理论、治疗原则、转归预后等均有了系统的论述,温病学形成了完整的理论体系。至此,中医学治疗外感热病的理论和方法趋于完善。温病学理论的形成,对防治感染性疾病和发热性疾病有重要学术价值,为保障人民生命健康有重要意义。

新中国成立后,随着国家各种中医药政策的制定和实施以及中医药高等教育的发展,温病学的理论和经验广泛用于传染病的防治。在流行性感冒、禽流感、麻疹、肾综合征出血热、登革出血热等重大传染病的防治中,温病学理论发挥了重要作用。特别是在党和国家领导下,运用温病学暑温理论防治流行性乙型脑炎、运用风温理论防治严重急性呼吸综合征(SARS)和新型冠状病毒感染、运用湿温病理论防治消化道传染病等,均取得了显著效果,彰显了温病学理论强大的生命力和我国社会主义制度的优越性,使学生学习过程中自觉增强道路自信、理论自信、制度自信和文化自信。

(二)家国情怀

《国语·晋语》:"文子曰:'医及国家乎?'对曰:'上医医国,其次疾人,固医官也。'"记载了文子和秦医和的对话。上医,即高明的医生,高贤之人。高贤上等之医能治理好国家,为国家除患祛弊,其次医治病人,这本来是医生的职守。在中华文明的发展史上,医生的职责和国家民族的兴衰、家族的沉沦都有一定关系。明·陶华曰:"医之为道,何道也?曰:君子之道也。苟非存心有恒者,可轻议哉!……惟君子则立心不苟,故其为业必精,及其临病必详以审,故能化悲痛为欢欣。""司马温公曰:达则为良相,不达则为良医。"故医之道,不仅要心念疾苦,更要胸怀天下,上医国家之弊政,下医人民之疾苦,是医者之职也。温病学理论形成过程中,体现了历史上众多中医人的家国情怀。如《温病条辨·自序》:"来岁己未湿土正化,二气中温厉大行,予盍速成是书,或者有益于民生乎!"体现了温病学家胸怀天下的医者情怀和救死扶伤的大医精神。温病学的理论和方法在临床的大量应用,为人民群众的生命健康做出了巨大贡献,使中华民族的医学科学在历史的长河中长期屹立于世界的东方。在新的历史条件下,我国社会发展进入了新时代,在党中央的领导下,中国人民正在为建设富强、民主、文明、和谐的社会主义强国而奋斗,温病学的理法方药一如既往地为我国人民的保健事业服务,时代要求新时代的中医人不仅要有深厚的家国情怀,而且要树立中医文化自信,系统学习温病学理论,为人民的健康做出贡献。

(三)理想信念

医学随着人类痛苦的最初表达和减轻这种痛苦的最初愿望而诞生,由于最初需要解释人体发生的各种现象和以人类心灵为主题进行最初的辛勤探索而成为科学。医学从诞生起,其最高目的是解除人类痛苦,促进个人体质及种族改良,使用人类适应自然环境的变化而生存。如何解除疾病所致的人类痛苦,是医学家终生奋斗的最大理想和最高信念。中医学产生于古代中医人的对减轻疾病痛苦的最初探索,在历史长河中形成了独特的理论体系。在疾病谱中,外感热病是长期以来影响我国人民身心健康的重大疾病类型,随着《素问》《灵枢》及《伤寒杂病论》等著作的问世,中医学对外感病的治疗形成了较完整的理论体系,但对于外感热病的治疗理论并不完整,故温病学理论应运而生。温病学理论不仅是防治外感热病的重要理论,而且其理法方药可广泛用于内外妇儿科疾病的防治,学习温病学课程的理论体系可帮助学生树立远大的理想,坚定解决人类疾苦的信念,从而巩固中医专业思想。如风温、春温、暑温、秋燥、湿温、伏暑等理论在防治呼吸道、消化道及中枢神经传染方面的应用,使当代学生树立学好中医、服务人民的坚强理想信念。

(四)价值理念

中华民族在悠久的历史传承中形成了优秀而独特的共有价值理念,我们的大学是中国共产党领导的新时代大学,建设世界一流大学和世界一流学科是新时代我国大学的重要任务,为党育人、为国育才是新时代大学的初心和使命。大学阶段是青年学生形成正确的世界观、价值观和人生观的最重要时期,温病学课程教学始终贯穿新时代中国特色社会主义核心价值观,课程教学过程中要培养学生形成良好的人格,课程实践中要保障人民健康的体魄。温病学课程传播的价值理念,除了弘扬新时代中国特色社会主义核心价值观外,还需实现课程本身的价值。温病学课程除了形成卫气营血辨证治疗理论和三焦辨证治疗理论之外,更多的是传承了中医的精华,如热病病因学理论、热病诊法理论、热病治疗及预防康复理论等,使中医学治疗外感热病的理论趋于成熟。故温病学课程的价值不仅是完善中医学治疗外感热病的理论体系,更多的是弘扬新时代中国特色社会主义核心价值观。温病学课程教学,既有新时代中国特色社会主义核心价值观的体现,又有较广的专业应用领域和临床实用价值。

(五)科学精神

科学精神是自然科学的基本特征,温病学的形成与发展历史,是一部中医学治疗外感热病的创新发展历史。从《素问·热论》提出热病属伤寒,到温病学形成独立的治疗温病的理论体系,贯穿着历史上中医人的艰苦探索与科学创新精神。从对温病概念的认识即可体现出这一科学创新的历程。如《素问·热论》提出:"今夫热病者,皆伤寒之类也。"将外感热病统归于伤寒的范畴。在具体的病证方面,以巨阳、阳明、少阳、太阴、少阴、厥阴受病为主,病位主要在经脉,性质属热。在转归预后方面,提出"三阴三阳,五脏六腑皆受病,荣卫不行,五脏不通,则死矣"的观点。对外感热病的治疗,《素问·热论》提出"治之各通其脏脉,病日衰已矣。其未满三日者,可汗而已;其满三日者,可泄而已"论点,即治疗伤寒热病,应通脏腑经脉,病初以解表法为主,其后用清泄之法治疗伤寒热病的原则。而《难经·五十八难》则提出:"伤寒有五:有中风,有伤寒,有湿温,有热病,有温病。"《伤寒论》继承并突破了《素问·热论》防治热病的思想,形成了中医学六经辨证治疗的最早范式,创新性的提出病证结合、以证为主的辨证治疗思想,明确反对巫术,主张科学治病,学医要精。如《伤寒卒病论集》原序记载"卒然遭邪风之气,婴非常之疾,患及祸至,而方震栗;降志屈节,钦望巫祝,告穷归天,束手受败。赉百年之寿命,持至贵之重器,委付凡医,恣其所措。"仲景之论对汉以后防治伤寒热病产生了巨大影响,特别是其中的清热法、攻下法和养阴法思想对温病学的形成有重要影响,体现了仲景崇尚科学、追求真理的崇高品质。但《伤寒论》中,对温病的治疗尚缺乏系统的理论。吴又可在《温疫论》中,针对引起温疫的病因,提出"杂气"致病理论,从现代传染病学的角度看,"杂气"与引起温疫的具体病因较接近,所以"杂气"学说具有很高的学术价值。其后,叶天士在《温热论》提出温邪致病学说,温邪说不仅有别于传统的六淫致病学说,更显示了温病病因的温热性质，为以清热为主治疗温病奠定了病因学基础，是温病病因学的重大发展。中医学对外感热病防治理论体系的构建，是历代中医学家长期不懈的努力和不断探索的结果，是追求医学真理和崇尚医学科学的具体表现。所以，温病学理论的形成体现了中医学家不断追求真理的科学精神，又是广大温病学家为之奋斗终身的精神追求。

（六）工匠精神

《说文·酉部》："医，治病工也。"《灵枢·邪气藏府病形》："见其色，知其病，名曰明；按其脉，知其病，名曰神；问其病，知其处，名曰工。"工，古代医者之称谓。古代对技术精良的医生称为上工。《灵枢·邪气藏府病形》曰："故善调尺者，不待于寸，善调脉者，不待于色。能参合而行之者，可以为上工，上工十全九。行二者，为中工，中工十全七。行一者，为下工，下工十全六。"根据医生治疗疾病的效果，分为上工、中工和下工。上工治疗疾病时其治愈率可达百分之九十。历代中医学家无不追求上工之道，仲景在《伤寒卒病论集》序中也"怪当今居世之士，曾不留神医药，精究方术。"所以工匠精神是温病学教学中的重要课程思政题材。由于医学本身的学科属性和服务对象的特殊性，要求医者必须要有精湛的医疗技术和一流的学术水平，故工匠精神是每一个医学生学习过程中必备的精神追求。吴鞠通在《温病条辨·自序》中指出："生民何辜，不死于病而死于医，是有医不若无医也，学医不精不若不学医也。"故新时代的医学生要不忘初心，牢记使命，深悟医道而精其业，精通医术而行其道，学贯古今而广其法，中西汇通而合其术，从而守护人民的生命健康，为实现中华民族伟大复兴的中国梦而贡献自己的力量。

温病学的教学内容分为温病学基础理论、常见温病的辨证论治和温病学的古医籍选讲三大部分，课程的教学体现了由易至难、由浅入深、层层递进的教学方式，符合认知科学的逻辑思维，这也是培养大国工匠的基本方法。《温病条辨·凡例》指出："大匠诲人，必以规矩，学者亦必以规矩。"温病学的教学要求教师要有铸造医学工匠的学识能力以及方法，同时要求医学生要按照一定方法，遵循医学人才成长的基本规律而成为中医的能工巧匠。故医学科学本身要求每一个医学工作者在学术上要精益求精，在学习上要中规中矩，故温病学教学的每一个环节都贯穿着科学精神和工匠精神。

（七）守正创新

中医学有悠久的历史传统，温病学形成与发展过程中，最突出的思想是守正与创新。守正，即温病学传承了中医学治疗外感热病的理论与实践精华，如在温病诊法方面，注重辨舌验齿、辨斑疹白㾦等。创新即温病学创立了治疗外感热病的卫气营血辨证治疗理论和三焦辨证治疗理论。如风温，病名最早见于《伤寒论》，为太阳温病为风药物坏所致，并记载了风温的临床表现。即"太阳病发热而渴不恶寒者为温病。若发汗已，身灼热者，名风温。风温为病，脉阴阳俱浮，汗自出，身重，多眠睡，鼻息必鼾，语言难出。"对于本证的治疗，未见记载。而《叶香岩三时伏气外感篇》中对风温的病因病机、治疗原则、用药禁忌、传变规律、治疗方药、转归预后等作了原则性论述，至此，风温病的辨证治疗理论渐趋形成。《温病条辨》在继承叶天士等的学术思想基础上，对风温病的证治进行完善。从《伤寒论》提出风温病名，到叶天士论述风温，再到吴鞠通完善风温治疗体系，体现了中医学家在传承中医的历史脉络中守正创新的科学精神。

温病学家突出的科学创新思想,其最早代表人物,当推明朝吴有性。《温疫论·自叙》中指出"守古法不合今病,以今病简古书,原无明论,是以投剂不效,医者彷徨无措,病者日近危笃。病愈急,投药愈乱。"所以时代要求治疗外感热病必须创新传统中医理论,温疫学派应运而生。吴有性在实践基础上,创立温疫杂气致病学说、病发膜原理论,并提出疏利透达膜原的温疫初起治法,创造性将《伤寒论》下法运用于温疫治疗中,体现了温病学家守正创新的过程。

(八)文化传承

中医学是中华文化传承中最璀璨的明星。中医文化传承的是精华,扬弃的是糟粕。远古时期,巫术与医术并行。《史记·扁鹊仓公列传》有云"人之所病,病疾多;而医之所病,病道少。故病有六不治:骄恣不论于理,一不治也;轻身重财,二不治也;衣食不能适,三不治也;阴阳并脏气不定,四不治也;形赢不能服药,五不治也;信巫不信医,六不治也。"中医学发展到今天,是严格科学意义上的文化传承。巫术,已被遗弃在历史的长河中;而医术,则较完整的传承和保留到了今天。从《素问》《灵枢》《难经》对人体生命科学的认识和对疾病的种种论述,到《伤寒杂病论》辨病与辨证结合、以证为主的中医学辨证治疗思想的确立,再到金元医家的学术争鸣和对中医学的传承创新发展,最后到温病学派的形成,均体现了中医文化的传承发展历程,而温病学则传承了中医学治疗外感热病理论和实践的精华。温病学对外感热病理论的传承,表现在多个方面。在热病的病因理论方面,温病学传承了《素问·阴阳应象大论》篇和《生气通天论》篇"冬伤于寒,春必温病"以及《灵枢·论疾诊尺》"冬伤于寒,春生病热"的理论,将寒邪致病发展为伏气病因说,并提出了温邪学说。在温病的证候表现上,《灵枢·论疾诊尺》篇提出"尺肤热盛,脉盛躁者病温也。"是温病学家诊尺肤的理论渊源。《素问·评热论》篇提出阴阳交的症状表现为"有病温者,汗出辄复热,而脉躁疾,不为汗衰,狂言不能食。"《素问·至真要大论》提出"热者寒之""温者清之"的治疗原则,则为温病治疗忌用辛温发汗奠定了理论基础。温病学对外感热病临床治疗用药的传承,集中体现在对《伤寒论》清热法和养阴法的临床应用中,在传承精华中又有创新。所以温病学不仅是中医的文化传承,更重要的是传承了精华。

(九)职业道德

道德情操是个人重要的精神力量源泉,对医生的职业道德行为起着支持作用。医学生不仅要学习并掌握精湛的医疗技术,更需要有高尚的职业道德。温病学的教学中,首先要培养学生的道德情操。医生的道德情操是在社会实践中逐渐培养起来的,而人的世界观、价值观和人生观大多形成于青少年时期。医生在日常的执业活动中,要能守住医疗战线的道德底线,这取决于在校期间良好的医学教育。中医经典的教育,最早见于《素问·著至教论》篇"子知医之道乎?雷公对曰:诵而颇能解,解而未能别,别而未能明,明而未能彰,足以治群僚,不足治侯王。"雷公的医疗技术"足以治群僚,不足治侯王。"对经典的理解"未能别、未能明、未能彰。"由此可见,《素问》时代医生的职业素养、专业素养、学习精神等也是不同的,但雷公具备实事求是的精神和虚心学习的个人素养。温病学家传承《素问·著至教论》的职业教育思想,理论上"能别、能明、能彰";实践中"足以治群僚、亦足治侯王。"故对外感热病的治疗既有卫气营血辨证治疗理论,又有三焦辨证治疗理论。吴有性《温疫论》指出"是以业医者所记所诵,连篇累牍俱系伤寒,及其临证,悉见温疫,求其真伤寒百无一二。不知屠龙之艺虽成而无所施,未免指鹿为马矣。"即业医要有精湛的医疗技术,学习经典要能灵活应用。温病学课程教学过程中贯穿对学生的职业道德教育,医生的职业素养是建立的专业素养基础之上的。对温病具体病种的全面掌握,是临床正确防治温病的基础,具备了高超的专业技能,才能彰显一流的职业道德素养,在工作中才能做到一丝不苟,精益求精。

(十)人文关怀

我国传统文化贯穿着丰富的人文关怀思想,从治国理政至邻里相处以及医者悬壶济世,均包含着以人为本、生命至上、医者仁心等思想。春秋战国及先秦时期,诸子百家争鸣,立世理论纵横,而人本思想是其中最重要的思想之一。孟子曰:"君子所以异于人者,以其存心也。君子以仁存心,以礼存心。仁者爱人,有礼者敬人。爱人者,人恒爱之;敬人者,人恒敬之。"人本思想是中华文明传承过程中最主要的思想之一,对生命的敬畏是医学生最基本的素养,探索生命的本质和演变规律,除人类之疾痛,助健康之完美,救死扶伤,是医学生的终生追求。温病学课程中应注意培养学生树立大医情怀,医学实践中关爱病人,在临床工作中实现个人价值。《伤寒论·序》感叹"当今居世之士,曾留神医药,精究方术",强调业医可"上以疗君亲之疾,下以救贫贱之厄,中以保身长全。"对后世业医之人影响颇深。如吴鞠通《温病条辨·自序》中讲述自己学医的动机和缘由,即"缘瑭十九岁时,父病年余,至于不起。瑭愧恨难名,哀痛欲绝,以为父病不知医,尚复何要是颜面立天地间。遂购方书,伏读于苦块之间,到张长沙'外逐荣势,内忘身命'之论,因慨然弃举子业,专事方术。"并叹息"生名何辜,不死于病而死于医",在前人对温病认识的基础上,撰写《温病条辨》,在《温病条辨·凡例》中指出本书的目的,即"是书原为济病者之苦,医医士之病,非为获利而然,有能翻版传播者听之,务必校对真确。"《三国志·华佗传》记载"佗临死,出一卷书与狱吏,曰:'此可以活人。'"《温疫论·自叙》曰"不死于病,乃死于医;不死于医,乃死于圣经之遗亡也。吁!千载以来,何生民不幸如此。"都反映了中医学家心怀天下疾苦、悲天悯人、生命至上的高尚道德情操。温病学中论述了多种温病的防治方法,掌握每一种温病的辨证论治,即可济世活人。新的历史时期,新发感染性疾病不断增多,对临床早期防治带来了困难,而运用温病学的理论指导临床防治,仍然能收到较好效果。故学习应用温病学的理论服务于临床,既传承了中医精华,也保护了人民健康,体现了以人的生命健康为本,医者仁心的大医情怀。

(十一)文化素养

中华文化源远流长,上下五千年中孕育了灿烂的中华文明。温病学是中医学经典理论课程之一,继承了历史上治疗外感热病的理论精华,在中医文化传承过程中有重要作用。温病学教学过程中要注重提高学生的综合文化素养,引导学生建立中医文化自信。在风温、秋燥的教学中,要注意结合近年来防治新发呼吸道传染病的临床实践,激发学生对温病理论的学习兴趣,使学习者明白正确应用温病学的理论,可有效防治现代传染病,并且在实践中取得了较好的疗效。如严重急性呼吸综合征(SARS)、甲型流感、新型冠状病毒感染的防治中温病学理论与方法发挥了重要作用。另外,温病学课程教学中涉及大量古代医籍的学习,如《温疫论》《温热论》《湿热病篇》《温病条辨》等,其内涵丰富。除了温病学的古医籍之外,温病课程教学尚涉及《素问》《灵枢》《难经》《伤寒杂病论》《千金方》等医著,故温病学课程教学可以提高学生古医籍的阅读能力,为学生进行临床后继续学习古代医籍奠定基础。

语言文字交流是当代中医类专业学生必须具备的素质,与患者和家属的交流能力是医学临床工作者必备的能力之一。如何有效地进行医患之间的沟通,得益于医学生在校期间良好的教育。温病学教学中除了温病基础理论之外,其主要内容是临床常见四时温病的辨证论治规律,对四时温病的规律性认识和临床熟练应用,就能够有效应对温病患者的问题,增强医患协调,提高诊治效果,中医文化更加自信。

(十二) 个人素养

个人素养包括一个人的思想政治素养、文化素养、专业素养和身心素养等多个方面。中医类专业学生的个人素养表现在多个方面,其中最主要的思想政治素养,良好的思想政治素养是成为德才兼备的中医药人才的前提;然后是专业素养,专业素养包括中医理论能力、临床诊疗能力、获取信息能力、个人学习能力等方面。温病学教学首先要求学生全面掌握温病基本理论,其次要求学生全面系统掌握四时温病的诊治,对常见温病的临床诊疗规律应熟练掌握,再次是要求学生对部分经典的温病学原著中理论要掌握。全面掌握温病学的理论,对于提高运用中医学理论治疗外感热病有重要意义。

温病学的教学目的之一是培养临床专门从事温病诊治的高级专门人才,而临证能力的提高,除了系统掌握温病学的基本知识之外,还需要大量的临床实践,温病学课程教学中融入实践教学,是重要的教学环节。医学生要求培养终身学习的能力,学习能力的高低影响医学生的专业发展。温病学课程注重学生学习能力的培养,教学中贯彻以学生的学习为中心的教学理念,利用线上与线下相结合、课堂讨论、翻转课堂等形式展开教学活动,以提高学生的学习能力。在四时温病的教学中,结合临床实践和温病学经典理论,不仅要提高学生的理论和实践能力,更要提高学生的学习能力。

(十三) 法治意识

全面依法治国就是依照宪法和法律来治理国家,是中国共产党领导人民治理国家的基本方略,是发展社会主义市场经济的客观需要,也是社会文明进步的显著标志,还是国家长治久安的必要保障。温病学课程教学中,必须贯穿法治意识。就课程教学而言,温病学的课程教学内容是执业医师资格考试的内容之一。《中华人民共和国医师法》是“为了保障医师合法权益,规范医师执业行为,加强医师队伍建设,保护人民健康,推进健康中国建设”而制定的。法律要求“医师应当坚持人民至上、生命至上,发扬人道主义精神,弘扬敬佑生命、救死扶伤、甘于奉献、大爱无疆的崇高职业精神,恪守职业道德,遵守执业规范,提高执业水平,履行防病治病、保护人民健康的神圣职责。”所以,温病学教学中要积极履行法律宣传,将遵纪守法作为教学目标之一。医疗工作中,除了遵守《中华人民共和国医师法》之外,还要遵守《中华人民共和国传染病防治法》(以下简称《传染病防治法》)。温病学教学中,适当引用传染病防治法的内容,有助于帮助学生建立法治意识。

《传染病防治法》详细规定了传染病的预防、疫情报告、通报公布、疫情控制、医疗救治、监督管理、保障措施和法律责任等。温病学在具体温病诊治的教学中要结合传染病防治法,使学生建立法治意识,在日常生活和医疗实践中应遵守国家法律法规,加强法治意识,牢固树立依法行医观念。

（十四）中医传统

温病学理论的创立,较完整地反映了中医经典理论的传承过程。《素问》《灵枢》中对温热病理论就有一定的论述,提出了外感热病的因症脉治等理论,但未形成完整的防治理论体系。如《素问·六元正纪大论》记载"温病乃起",提出温病的病名;《素问·生气通天论》提出"冬伤于寒,春必温病"的病因学观点;《素问·评热论》和《灵枢·论疾诊尺》篇有"有病温者,汗出辄复热而脉躁疾,不为汗衰,狂言不能食"和"尺肤热盛,脉盛躁者病温也"的症状描述;《素问·至真要大论》提出"热者寒之、温者清之"的治疗用药原则;《素问·玉版论要》篇提出"病温虚甚死"的转归预后;《素问·刺法论》提出"正气存内"和"避其毒气"的预防方法。《伤寒论》中所录的部分方药与证候,是对《内经》思想的继承与发展,如麻黄杏仁甘草石膏汤治疗肺热壅盛证等,总体以太阳、阳明、少阳、太阴、少阴、厥阴六经分病证治,对外感热病的治疗形成了较完整的理论体系,但对于温病的治疗理论仍不完整。到《温疫论》《温热论》《湿热病篇》和《温病条辨》问世,温病的治疗形成了以卫气营血和三焦为核心的辨证治疗理论,系统继承并总结了历史上治疗温病的各种方法,并形成了完整的辨证理论体系,传承发展了中医治疗外感热病的理论。《素问·阴阳应象大论》篇提出"治病必求于本"的思想。温病的总体治疗原则是祛邪扶正,因为温邪是导致温病产生的直接病因,故祛除温邪是治疗温病最有效的手段。所以治疗温病以"祛邪为第一要务",祛除病邪,可最大限度减少温邪对机体下的伤害以及并发症的产生。温病的发生发展过程是邪正交争与正气盛衰相互消长的过程,扶助正气,可有效增加机体抗病能力,提高疗效。温病患者阴津的存亡决定病情和预后的好坏,故"留得一分津液,便有一分生机。"所以,祛邪与扶正既反映了治病求本的思想,也反映出医生的临证决策。

（十五）学术争论

温病学的形成伴随着中医学的学术争鸣史。中医治疗外感热病的历史最早上溯《黄帝内经》时代,并将外感热病统归于伤寒的范畴。《伤寒杂病论》集汉以前临床医学之大成,在外感热病的治疗中继承了《素问·热论》六经分病的思想,发展了《素问·热病》理论,完善了六经分病证治的理论,系统论述了六经分病辨证论治的思想,将《素问·热病》"其未满三日者,可汗而已;其满三日者,可泄而已"的治法思想发展为汗、吐、下、和、温、清、消、补、针刺等治法。《伤寒论》中所述外感热病起病以太阳感受外邪为主,性质多属风寒,病分太阳中风、太阳伤寒及表郁轻证等。起病初期当以辛温解表之法治之。而温病是由感受温邪引起的,以风温为例,起病以肺卫表热证为主,起病初期治疗当以疏风泄热,辛凉解表为主。由于历史的局限性和对疾病认识的不同,在中医学治疗外感热病的历史上出现了寒温争论,即伤寒学派与温病学派之争,而争论的焦点是温病学说是否有另立学派的必要。从临床实际来看,随着疾病病种的变化,应用《伤寒论》辛温解表法治疗某些外感热病初疗效不佳,并且会产生严重的后果。故有部分医家提出变革《伤寒论》治法的基本思想,并阐述温病治疗理论重要性。但中医发展史上,存在伤寒"六经钤百病"之说,故部分医家认为应用《伤寒论》的治法即可治疗所有疾病,温病学并无另立学派之必要。由于对中医学治疗外感热病理论认知的差异,产生了寒温学术争论。伤寒与温病区别的实质是起病方式与初起治法不同,后期转归有别。二者发展皆为由表入里、由浅入深、由轻到重变化,病程中有相似之处。但伤寒与温病的病因、传变方式、辨证方法和辨证的具体内容是不同的。

三、课程思政矩阵图

序号	课程内容	政治认同			家国情怀				理想信念		价值理念			科学精神				工匠精神				守正创新				文化传承			
		党的领导	制度认同	制度自信	爱国主义	民族复兴	服务人民	治病救人	树立理想	健康中国	价值观念	专业价值	临床价值	严谨求实	创新精神	求真精神	进取精神	精心医疗	医术一流	精益求精	大国工匠	中医守正	学术创新	师古不泥	敢为人先	中医文化	热病传承	理论创新	传承精华
1	导论	●	●	●	●	●	●	●	●	●																			
2	第一章 温病学发展史													●	●	●	●									●	●	●	●
3	第二章 温病概念							●						●	●	●	●												
4	第三章 温病病因与发病							●						●	●	●	●					●	●	●	●	●	●	●	●
5	第四章 温病诊法						●				●		●					●	●	●	●	●	●	●	●	●	●	●	●
6	第五章 温病辨证												●					●	●	●	●	●	●	●	●	●	●	●	●
7	第六章 温病治疗												●					●	●	●	●	●	●	●	●	●	●	●	●
8	第七章 温病预防	●	●	●						●			●						●			●	●	●	●	●	●	●	●
9	第八章 风温									●			●							●	●	●	●	●	●	●	●	●	●
10	第九章 春温																			●	●	●	●	●	●	●	●	●	●
11	第十章 暑温	●	●	●			●	●					●							●	●	●	●	●	●	●	●	●	●
12	第十一章 秋燥						●	●					●									●	●	●	●	●	●	●	●
13	第十二章 湿温						●	●					●									●	●	●	●	●	●	●	●
14	第十三章 伏暑							●					●									●	●	●	●	●	●	●	●

序号	课程内容	学术争论				中医传统				法治意识			个人素养				文化素养				人文关怀				职业道德		
		认知差异	学科发展	寒温统一	流派传承	实践认知	临证决策	治病求本	经典传承	依法行医	传染病法	医师执业	研究能力	学习能力	临证能力	理论能力	医患沟通	语言能力	医籍阅读	文化自信	病人关怀	大医情怀	医者仁心	以人为本	工作态度	专业素养	职业素养
1	导论																										
2	第一章 温病学发展史	●	●		●																						
3	第二章 温病概念	●	●	●	●																					●	●
4	第三章 温病病因与发病												●													●	●
5	第四章 温病诊法					●	●	●	●				●	●	●	●			●							●	●
6	第五章 温病辨证					●	●	●	●				●	●	●	●			●							●	●
7	第六章 温病治疗																				●	●	●	●	●	●	●
8	第七章 温病预防									●	●	●								●	●	●	●	●	●		
9	第八章 风温					●	●	●	●				●		●	●			●		●	●	●	●	●	●	●
10	第九章 春温					●	●	●	●				●						●		●	●	●	●	●	●	●
11	第十章 暑温					●	●	●	●				●						●		●	●	●	●	●	●	●
12	第十一章 秋燥					●	●	●	●				●						●		●	●	●	●	●	●	●
13	第十二章 湿温					●	●	●	●				●						●		●	●	●	●	●	●	●
14	第十三章 伏暑					●	●	●	●										●		●	●	●	●	●	●	●

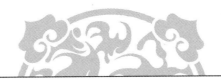

第一章　温病学发展史

　　温病学的形成经历了漫长的历史过程,是我国人民长期和外感疾病作斗争的智慧结晶,温病学的理论萌芽于战国至晋唐时期,发展于宋金元时代,形成于明清时期。在战国至晋唐时期,温病在概念上隶属于伤寒范围,在病因上提出伏寒化温学说和时行之气学说以及厉气学说。在温病病机上提出阴精不足是导致伏寒化温的内在因素。脉证方面,强调温病的温热属性。治疗上,提出温病一般性治疗原则。预后上提出病温虚甚死,预防方面提出正气存内和避其毒气的观点。在宋金元时期,对温病的认识从理论、治法、方药等方面进行变革,创立新学说,使温病理论逐渐从伤寒体系中分化出来。在理论上提出伤寒六经传变皆是热证、六气皆从火化理论,温病不得混称伤寒。病因上提出温病既有伏寒化温的,也有感受春季时令之邪而发者。治法上提出以寒凉清解为主的思想,创立了双解散、防风通圣散等方剂。明清时期,是温病学理论的形成时期,温病学专著大量出现,温病学人才辈出。突出的代表人物和著作有吴又可著《温疫论》、叶天士著《温热论》、薛生白著《湿热病篇》、吴鞠通著《温病条辨》和王孟英著《温热经纬》。《温疫论》提出温疫致病的杂气学说,强调祛邪为第一要义。《温热论》系统阐明了温病的病因、病机、感邪途径、邪犯部位、传变规律和治疗原则等。《湿热病篇》较系统论述了湿热病的病因、病机、辨证治疗,阐述了湿热病的发展规律。《温病条辨》系统论述了四时温病的辨证论治,完善了温病三焦辨证理论。《温热经纬》则系统整理了19世纪中叶以前温病学的理论,集温病学理论之大成,使温病学的理论更趋成熟。

一、教学目标

(一)知识目标

1.掌握吴又可、叶天士、薛生白、吴鞠通、王孟英等医家对温病学的主要学术贡献。

2.熟悉温病学发展简史及萌芽与发展时期不同医家的主要学术观点。

3.了解温病学概念和任务及研究对象。

(二)能力目标

1.通过对温病学概念、任务和研究对象的学习,培养学生对中医学理论体系的认识,提高学生中医理论。

2.通过对温病学发展简史、萌芽与发展时期不同医家的主要学术观点学习,培养学生对中医外感病防治理论发展变化的认识,提高学生思辨能力。

3.通过对吴又可、叶天士、薛生白、吴鞠通、王孟英等医家对温病学学术贡献的学习,提高学生对新发外感疾病的临证思辨能力。

（三）思政目标

1.通过学习,突出中华民族千百年来的文化传承和不畏艰险的探索精神,培养学生的中医文化自信和创新探索精神,激发学生热爱祖国、热爱人民、热爱中医的家国情怀和中医事业心。

2.通过学习,突出宋金元时期医家防治外感病的不懈努力和辛勤探索,培养学生的科学质疑精神和科学探索精神,建立文化自信、理论自信,激发学生学用一致,服务人民的家国情怀。

3.通过学习明清温病学家的成长及学术贡献,结合社会历史及学术背景,激发学生对祖国传统文化和祖国医学的热爱,增强学生民族自信,激励学生爱党、爱国,砥砺奋进,树立远大理想,做一名综合型高素质中医人才。

二、思政元素分析

（一）国情教育与国家认同

温病学的产生,伴随着中华民族的发展史,贯穿着中国人民同外感疾病作斗争的历史,从遥远的"三皇五帝"到"隋唐五代",仅仅是温病学的萌芽时期,足以说明温病学萌芽之艰辛,也反映出古代中医人探索温病证治的不易。早在《黄帝内经》时代,医家们便开始了对温病证治的各种探索。如温病的病名、病因、证候特征、治疗、转归预后、预防等。基于时代的认识水平,《内经》将温病归属于伤寒范畴,如《素问·热论》:"今夫热病者,皆伤寒之类也。"《伤寒论》将外感热病初起热象较显著者称为温病,其中所述清热、攻下、养阴等法及方药,为温病治疗学奠定了基础。晋唐时期,对温病病因作了进一步探索,王叔和提出寒邪"中而即病为伤寒,不即病者,寒毒藏于肌肤,至春变为温病,至夏变为暑病。"也有医家认识到温病的病因是一种特殊的致病因子,即"乖戾之气"。治疗上,《肘后备急方》《千金要方》《外台秘要》记载了部分治疗温病的方剂。古代医家基于人民生命健康的基本责任,积极探索温病的治疗和预防,并力所能及地探讨温病学的基本理论,如病名、病因病机、证候表现、治法方药、转归预后等。从历史唯物主义的观点来分析,古代医家为温病学的形成付出了艰辛的努力,为中华民族的健康事业做出了不可磨灭的贡献。基于这一认识,当代的中医学生应该从历史和现实的角度,认识我国医疗保健的基本国情,进一步了解我们的国家,萌生忧国忧民的思想,树立保卫人民生命健康的家国情怀,努力学习,将来为社会的发展做出自己的贡献。

（二）学术争论与科学精神

中医学的发展进入宋金元时期后,对外感热病的治疗理论也有了长足的进步。鉴于以伤寒理论立法治疗外感热病的方法,在实践中并不能解决许多临床实际问题,众多医家对外感热病的治疗理论,在伤寒理论的基础上,开始了新的探索,涌现出了众多学术理论和学术争鸣,体现了宋金元时期中医学家的求实精神和科学精神。自宋代,随着对温病认识的不断深入和实践经验的积累,温病治法和理论有了新的进展和突破。在温病治疗方面,突破了温病治疗法不离伤寒、方必遵仲景的局面,打破了以《伤寒论》的理法方药为依据治疗温病的传统。随着民族的融合和人口流动与集中,疫病的流行及外感病的病种不断增多。在实践中发现完全遵循《伤寒论》的方法不能适应临床治疗的需要,故提出发展和变革外感病治法的主张。金元时期中医学领域出现了"百家争鸣"的局面,集中反映出中医学发展过程中学术争论与科学精神,并推动了温病学的发展。刘河间在热病的治疗方面创新论、立新法、订新方。提出伤寒六经传变皆是热证,六气皆从火化理论,治疗上强调热病初起不可纯投辛温,创制双解散、防风通圣散等表里双解方,将解表药和寒凉清热药配合应用,提出应以寒凉为主治疗热病。这些见解为后世建立以寒凉清热药为中心的温病治疗学奠定了基础。宋金元时期医家在理论、治法、方药等方面对外感热病理论进行变革,创立新学说,使温病逐渐从《伤寒论》体系中分化出来,为以后温病学自成体系奠定了基础。元末医家王履《医经溯洄集》中,从概念、发病机制和治疗原则区别温病和伤寒。清代温病学家吴鞠通称其"始能脱却伤寒,辨证温病"。这些医家在中医外感热病发展过程中的学术争鸣、科学精神、变革思想和创新精神是当代学生要传承的主要思想。

（三）文化传承与创新精神

中医学发展进入明清以后,伴随新的疾病病种不断出现和中医学家对外感热病治疗理论的不断探求,温病学的理论已经形成,对外感热病的治疗理论日渐完善,治法不断丰富,这一时期的温病学家创造性地总结出了比较完整的温病辨证论治体系,从而使温病学形成一门独立学科。这集中体现了温病学家对前人治疗外感热病理论的继承,并表现出明清温病学家勇于探索的科学创新精神。明代医家吴又可编著了我国医学发展史上第一部温疫专著《温疫论》,同时也是世界传染病学发展史上的第一部专著。《温疫论》中对温疫的病因、发病、治疗等提出了独特的见解。清代形成了以卫气营血和三焦辨证治疗为核心的理论体系,中医学外感病理论至此基本完善。温病学理论的形成,是中医学外感热病辨证治疗理论的重大创新。以叶桂、薛雪、吴瑭、王士雄为代表的清代温病学家,被称为"温病四大家"。《温热论》中,系统阐述了温病的病因、病机、感邪途径、侵犯部位、传变规律和治疗原则等。薛雪编撰的《湿热病篇》,对湿热病的病因、病机、辨证治疗作了较为全面系统的论述。吴瑭编著了系统论述四时温病的专书《温病条辨》,创立三焦辨证治疗理论,使温病学辨证论治内容更趋完善。王士雄则"以轩岐仲景之文为经,叶薛诸家之辨为纬",汇集了具有代表性的温病学著作《温热经纬》,系统梳理了温病学理论体系。从这一时期温病学家的学术成就看,系统总结中医治疗外感热病的新经验,创立了新理论,制订了新治法,在中医学治疗外感热病的理法方药方面形成了一套完整的体系,取得了划时代的成就,直到今天仍然有效地运用于临床,指导温病的辨证施治,从而使中医外感热病理论不断发展。这些成就,除了和温病学家的个人努力有关外,也反映出了温病学家对中医学术理论的传承与创新,体现了温病学家勇于探索和敢于创新的科学精神。同时,也反映出了这一时期温病学家济世救民的家国情怀。所以,学习先哲,继承温病学理论,创新并发展温病学理论,更好服务于人民的健康,是当代中医人的历史责任。

案例一 《素问·评热论》论阴阳交

一、案例

黄帝问曰:有病温者,汗出辄复热而脉躁疾,不为汗衰,狂言不能食,病名为何? 岐伯对曰:病名阴阳交,交者死也。

帝曰:愿闻其说。岐伯曰:人所以汗出者,皆生于谷,谷生于精,今邪气交争于骨肉而得汗者,是邪却而精胜也。精胜则当能食而不复热,复热者邪气也。汗者,精气也。今汗出而辄复热者,是邪胜也。不能食者,精无俾也。病而留者,其寿可立而倾也。且夫热论曰:汗出而脉尚躁盛者死。今脉不与汗相应,此不胜其病也,其死明矣。狂言者是失志,失志者死,今见三死,不见一生,虽愈必死也。(《素问·评热论篇》第三十三)

本案所涉及的温病学专业知识有哪些? 其蕴含的思政元素是什么?

二、教学设计与实施过程

(一)教学方法

1.课堂讲授法 对绪论中和所用案例中最难懂的知识点,以通俗易懂、准确清晰、生动有趣的语言阐述,力求精准,如"阴阳交"。

2.启发式问题法 采用问题方式引起学生对教学内容的关注和思考,引入问答式和问题链式教学法,或者对问题进一步讨论,采用启发式教与学的互动,充分发挥学生的主动性和积极性,如《评热论》对外感热病的理论贡献有哪些? 如何理解"汗出辄复热"而"不为汗衰"的症状特点?

3.情景案例法 通过《素问·评热论》论阴阳交案例引出温病学发展史的主题,导入情境式教学,引起学生对本次课程的兴趣。以案例及讨论评述的方式讨论温病学萌芽时期的各种学术观点,让学生在案例探究中深入理解温病学萌芽时期的学术特点、理论认识和实践认知,激发学生学习兴趣。加强学生对早期温病理论的理解,培养学生临床辨治温病的思维能力。

4.联系比较法 通过对中医学术发展的各种理论中有联系的内容,通过类比明确其相关性和区别。绪论中从《内经》与《伤寒论》对热病论述的相互比较,对温病学萌芽时期的知识要点进行学习,使学生能前后对比,一目了然。

5.求知探究法 对学生来说,温病学课程是一门新的课程,结合案例和现实生活,利用学生的求知特点和探究未知的思想,应用求知探究的教学方法,启发学生的创新思维。如《素问·评热论》是如何认识病温的治疗与预后的? 其理论有何优缺点? 如何正确评价?

6.翻转课堂法 以中国大学慕课温病学线上课程绪论为基础,以本案引入温病学萌芽时期的基本内容,学生参与讨论,实现翻转课堂教学方法,强化互动。

以上教学方法,根据实际需要灵活选用,亦可综合运用。

(二)实施过程

1. 创建情境,导入课程　从"三皇五帝始"到"隋唐五代传",这一漫长的历史过程中,从中医学的学术发展入手,简单介绍中医学学术发展简史,引出中华民族和外感热病斗争的历史,凝练中国人民在历史上取得治疗外感热病的成就,从《评热论》论阴阳交,引出温病学形成过程,激发学生学习兴趣和学习欲望,探讨温病学形成的前世今生。这一时期是温病学萌芽阶段,足见一门新学科萌芽之艰难。

具体教学中,设置多种情形说明温病学产生之初的特点,以问题方式导入新课,如什么是温病? 生活中是否遇到过跟温病有关的疾病(如流感、严重性呼吸综合征、新型冠状病毒感染等)? 结合经历的传染病知识,谈谈对温病的认识(让学生带着问题学习)。《评热论》论阴阳交对温病学的贡献有哪些?

思政问题导入,结合温病学萌芽和《黄帝内经》及《伤寒论》时代中医的责任和使命,从黄帝与岐伯问答式讨论为切入点,深刻理解以中华民族人文始祖黄帝及其老师岐伯为代表的上古中医学家对中医学理论的贡献,以及对民族健康所作的贡献,激发学生民族文化认同以及家国情怀,建立中医文化自信,热爱祖国。

2. 学古论今,课堂翻转　《内经》是温病学课程的先开课程,学生较熟悉。本节以温病学线上课程"绪论"为基础,具体从《评热论》论阴阳交的基本知识入手,引入讨论,成功实现翻转课堂。如"病温者",何以出现"汗出辄复热"的问题? 学生发表观点,引进课堂讨论,实现从《评热论》阴阳交的理论回顾到对温病的临床特点思考,学古论今,为后续教学打基础。

具体教学设置,根据教学风格,灵活选择一定方式导入。如"阴阳交,交者死也",判断预后的依据可能是什么? 为什么"阴阳交"会死? 温病中是否会出现阴阳交? 以此学习温病学萌芽时期中医学家的学术贡献和主要学术观点。

思政问题分析,从阴阳交的预后判断导入新时代医学生面对疾病所致的死亡问题,以此推断先祖面对难治性疾病的无奈,于思想深处推动医学进步的时代呼唤,从历史深处感受医学发展史上人民大众对健康的需求,对医学进步的渴求,从而激发学生学习中医的热情、对生命的热爱、对历史的责任。

三、教学效果

(一)教学目标达成度

案例学习了温病学萌芽时期的基本知识,授课过程中运用了知识讲解、问题启发、情景案例、联系比较、探究学习、翻转课堂等手段,使学生学习的积极性得到较大提高。温病学萌芽阶段,看似简单易懂,但涉及内容多,采用多种手段结合思政,引导学生自主参与学习过程,达到预期教学目标。学生不仅掌握了温病学萌芽时期的基本理论和学术观点,同时增加了学生对温病学课程的学习热情,使学生产生学好温病学不仅仅是一门简单的课程知识学习,更是一种历史责任和文化传承,从而实现课程知识目标和思政目标。

（二）教师的反思

本章是温病学课程教学的开始,总括了温病学的发展史,温病学的萌芽时期是课程的开篇,学习并掌握温病学萌芽时期的基本理论,对掌握温病学的产生与临床实际应用有很强的指导意义和学术价值。以往教学过程中,学生对温病学形成的认识仅停留在简单的中医学发展史上,理论上印象不深刻,学习的积极主动性不高。通过多种教学手段,以直观、清晰的方式展现温病学形成过程中古代中医学家的重大理论与实践贡献,突出重点、突破难点,引导学生自主参与学习过程。教学过程中也可能存在一定不足,如少数学生缺乏学习的主动性,不主动探索,以后教学中要加强引导,合理编排,把学生的学习积极性调动起来。

（三）学生的反馈

启发式问题导入、情景案例讨论、联系比较、翻转课程等教学方法有利于充分发挥学生学习过程中的主体地位,调动学习积极性、主动性和创造性,加深学生对温病学萌芽时期众多问题的理解和认识。相对而言,学生课堂气氛活跃,注意力集中,反馈较好。

案例二 刘完素论辛凉

一、案例

《经》所谓:发表不远热,攻里不远寒。余自制双解、通圣辛凉之剂,不遵仲景法桂枝、麻黄发表之药,非余自炫,理在其中矣。故此一时彼一时,奈五运六气有所更,世态居民有所变,天以常火,人以常动,动则属阳,静则属阴,内外皆扰,故不可峻用辛温大热之剂,纵获一效,其祸数作,岂晓辛凉之剂,以葱白盐豉大能开发郁结,不惟中病,令汗而愈,免致辛热之药,攻表不中,其病转甚,发惊狂、衄血、斑出,皆属热药所致。故善用药者,须知寒凉之味,况兼应三才造化通塞之理也。(《素问病机气宜保命集·伤寒论第六》)

案中所论对温病学发展有何影响?其蕴含的思政元素有哪些?

二、教学设计与实施过程

（一）教学方法

1. 联系比较法　结合温病学成长时期医家的学术观点,以本案为例,比较《内经》《伤寒论》和宋金元医家对外感热病理论的认识和实践,理解中医学诊治外感热病理论的变化历程。

2. 启发式问题法　本案所论治法与《素问·热论》和《伤寒论》太阳病治法有何异同?刘完素对外感热病理论贡献有哪些?如何理解案中所论"辛凉之剂"的内涵?

3. 课堂讲授法　对案中所涉及温病学成长时期的基本学术观点总结归纳。如创新论、立新法、定新方等。

4. 求知探究法　结合宋金元特定历史时期,对刘完素所论的具体内容有何看法?其理论有何优缺点？如何评价？

5. 翻转课堂法 以温病学线上课程为基础,以本案引入温病学成长时期医家的学术观点,采用讨论互动式教学,实现翻转课堂。

(二)实施过程

1. 前后对比,导入课程 从《伤寒论》太阳病起病的治疗方法入手,以太阳病初起常见证型太阳中风和太阳伤寒的治法用药,与刘河间治疗外感热病的方法对比,引出宋金元时期是温病学理论形成的成长阶段,并理解中医学发展过程中治疗外感热病的理论变化,从历史唯物主义的角度探讨这一时期的学术成果,激发学生学习兴趣,由浅入深学习温病学发展史。

教学中设置情形说明温病学成长阶段的学术特点,可用问题或提问等方式导入新课,如外感热病起病《伤寒论》和宋金元医家治疗有何区别? 本案例中反映了哪些治疗外感热病的思想? 刘完素对温病学理论的形成有哪些贡献?

思政问题导入,结合宋金元时期对外感热病的理论认识,贯穿中医学发展史上传承与创新的基本理念,坚持一切从实际出发,树立科学精神,深刻理解宋金元时期中医学家对温病学理论的贡献,激发学生的民族文化认同和家国情怀,从而树立爱党爱国思想、立志学好中医、为人民健康服务的学习目标。

2. 案例讨论,导入课程 从案中蕴含的知识入手,结合问题,导入课程。如为什么刘河间认为"双解、通圣"为"辛凉之剂"? 刘河间治外感病"不遵仲景法桂枝、麻黄发表之药"的原因是什么? 案中"发惊狂、衄血、斑出"的根本原因是什么? 临床如何处理? 如何理解"故善用药者,须知寒凉之味"等。

实施过程中,以案中所述内容为依据,设置问题展开讨论。从案中所述理论传承与创新、治疗思想、方药组合及应用特点等方面展开教学。进而学习宋金元时期关于外感热病防治的理论、治法、方药选择等系列知识,为明清温病学的形成奠定基础。讨论后教师总结,如刘完素在理论上重视火热病症的研究,治疗善于运用寒凉之剂,自制新方(双解散、通圣散)。在治疗上突破了温药发表、先表后里的成规,把解表之法从辛温转向寒凉,在热证的治疗中有独特的见解。

思政问题导入,宋金元时期是中医学术流派形成的主要时期。这一时期突出的特点是在传承中医经典的基础上,对中医治疗外感热病的学术理论创新,展现出百花齐放和百家争鸣的局面。首先表现在学术传承,如继承《内经》和《伤寒论》治疗热病的思想;其次是学术创新,如创新外感热病防治理论、对仲景方的变化使用等;再次是科学精神,即一切从临床实际出发,变革中医外感热病治法方药理论。宋金元时期医家的学术创新精神,对学生建立创新思想、开拓创新思维具有积极意义。

三、教学效果

(一)教学目标达成度

案中学习了温病学成长时期的相关知识,授课过程中运用了问题启发、情景案例、联系比较、探究学习、翻转课堂等多种手段。温病学成长阶段,涉及医家较多,结合思政,引导学生参与学习过程,可达到预期教学目标,使学生掌握温病学成长时期医家的基本理论和学术观点,同时激发学生对温病学课程学习的积极性,使学生明白学好温病学,对历史上各医家的学术理论要掌握,从而产生学习温病学是坚定的中医文化传承者和创新者的思想。

(二)教师的反思

温病学成长时期的学术理论是对《内经》《伤寒论》治疗外感热病理论的发展,既传承了中医经典,又创新发展了中医学治疗外感病理论,学习这一时期的基本知识,对明清温病学理论的形成有重要影响。在教学过程中,要注意前后联系,通过多种教学手段和方法,提高学生主动学习的积极性。以直观对比的方式向学生展现温病学形成过程中宋金元时期中医学家的理论创新与实践贡献,突出重点和难点,引导学生自主参与学习。

(三)学生的反馈

从案例入手,以问题导入、案例讨论、联系比较、翻转课程、总结归纳等方法,主要目的是调动学生学习的积极性、主动性和创造性,通过对温病学成长阶段不同医家的学术观点的认识,学生参与,各抒己见,活跃课堂气氛,完成学习目标。

案例三 叶天士论风温

一、案例

风温者,春月受风,其气已温。雄按:此言其常也。冬月天暖,所感亦是风温;春月过冷,亦有风寒也。《经》谓春病在头,治在上焦。肺位最高,邪必先伤,此手太阴气分先病,失治则入手厥阴心包络,血分亦伤。盖足经顺传,如太阳传阳明,人皆知之。肺病失治,逆传心包络,人多不知者。俗医见身热咳喘,不知肺病在上之旨,妄投荆、防、柴、葛,加入枳、朴、杏、苏、菔子、楂、麦、橘皮之属,辄云解肌消食。有见痰喘,便用大黄礞石滚痰丸,大便数行,上热愈结。幼稚谷少胃薄,表里苦辛化燥,胃汁已伤,复用大黄大苦沉降丸药,致脾胃阳和伤极,陡变惊痫,莫救者多矣。

自注:风温肺病,治在上焦。夫春温忌汗,初病投剂,宜用辛凉。若杂入消导发散,徐云:须对证亦可用。不但与肺病无涉,劫尽胃汁,肺乏津液上供。头目清窍,徒为热气熏蒸。鼻干如煤,目瞑或上窜无泪,或热深肢厥,狂躁溺涩,胸高气促,皆是肺气不宣化之征。斯时若以肺药少加一味清降,使药力不致直趋肠中。雄按:所谓非轻不举也,重药则直趋病所矣。而上痹可开,诸窍自爽。无如市医金云结胸,皆用连、蒌、柴、枳,苦寒直降,致闭塞愈甚,告毙者多。

又此证初因发热喘嗽,首用辛凉清肃上焦,徐云:正论。如薄荷、连翘、牛蒡、象贝、桑叶、沙参、栀皮、姜皮、花粉。若色苍热胜烦渴,用石膏、竹叶辛寒清散,痧疹亦当宗此。若日数渐多,邪不得解,芩、连、凉膈亦可用。至热邪逆传膻中,神昏目瞑,鼻窍无涕泣,诸窍欲闭,其势危急,必用至宝丹或牛黄清心丸。徐云:急救非此不可。病减后余热,只甘寒清养

胃阴足矣。(《温热经纬·叶香岩三时伏气外感篇》)

案中有哪些温病学基本理论和基本知识? 其蕴含的思政元素表现在哪些方面?

二、教学设计与实施过程

(一)教学方法

1. 联系比较法　以本案为例,比较《伤寒论》和叶天士对风温的理论和实践认识,理解温病学诊治外感热病理论的演变过程和温病学理论形成的历史原因。

2. 课堂讲授法　对案中所涉温病学形成时期叶天士的学术贡献总结归纳。如案中风温病因、病位、传变、治法、治禁、用药特点等。

3. 启发式问题法　本案所论风温与《伤寒论》风温有何异同? 如何认识案中所述风温传变规律? 叶天士对外感热病理论贡献有哪些? 如何理解案中所论"顺传"与"逆传"?

4. 求知探究法　结合明清温病学形成的特定历史阶段,对叶天士所论风温证治的具体内容有何看法? 对明清时期温病学家的学术理论有何看法? 如何评价明清时期温病学家的学术成就?

5. 翻转课堂法　以温病学线上课程为基础,引入温病学形成时期主要医家的学术观点,用讨论互动式教学方法,实现翻转课堂。

(二)实施过程

1. 设置问题,导入课程　本案是叶天士论述风温的主要文献,论述了风温的病因、病机变化、传变方式、治疗方法、用药禁忌等,集中反映了温病学特点。以本案为基础,设置问题,导入课程,学习温病学形成时期温病学家的主要学术贡献和著述,理解温病学发展过程中历代医家的努力,激发学生自立自强、刻苦学习的精神。

具体实施过程中根据案中所述,说明温病学形成阶段的主要医家的学术贡献,以问题或提问等方式导入新课,如怎样理解叶天士学术思想? 案中反映治疗风温的方法有哪些? 叶天士对温病学理论形成有什么贡献?

思政问题导入,结合本案对风温的认识,比较《伤寒论》与叶天士论述风温的异同,导入中医学术传承与创新思想,结合中医外感热病理论发展史,理解外感热病发展史实际是中医传承与创新的历史,培养创新精神,理解明清时期温病学家对中医治疗外感热病理论的贡献,激发学生的民族自豪感,加强文化自信,建立自信自爱、努力学习思想。

2. 案例讨论,导入课程　从案中蕴含风温知识入手,以问题讨论方式,导入课程,讨论明清时期主要医家著作及学术思想,完成学习内容。如明清时期医家治疗外感热病的方法有什么特点? 温病四大家的学术贡献是什么? 案中为什么要列举风温治疗用药禁忌?

教学实施中,以本案所及内容,以问题方式展开讨论。从所述风温理论传承与创新、治疗思想、方药组合及应用等方面展开教学。学习明清时期关于温病学理论、治法、方药选择等系列知识并总结这一时期温病学形成的标志和不同医家的学术贡献,如吴又可、叶天士、薛雪、吴鞠通、王孟英等对温病学形成的贡献。

思政问题导入,明清时期温病学术流派形成,这一时期突出的特点是对中医治疗外感热病理论的创新,坚持一切从实际出发,实事求是原则。首先表现在对外感热病的病因上,提出杂气、温邪等理论,突破了外感不外六淫的传统认识;其次是热病辨证治疗理论,如叶天士卫气营血辨证和吴鞠通三焦辨证理论;再次是科学精神,即从临床实际出发,形成了系统的温病学理论,救治了大量外感热病患者。明清时期医家的学术创新精神,是当代医家学习的标榜,可开拓创新思维,培养质疑精神。

三、教学效果

(一)教学目标达成度

通过本案,学习温病学形成时期的知识,授课中运用了问题启发、情景案例、联系比较、翻转课堂等手段。温病学形成时期,以吴又可、叶天士、薛雪、吴鞠通和王孟英等医家为代表,形成了系统的温病学理论。学习结合思政,引导学生主动探究,以达教学目标。通过学习,使学生掌握这一时期各医家对温病学的贡献,激发学生对课程学习的主动性,使学生建立学习温病学是临床的需要、时代的需要、成才的需要,从而使学生成为坚定的中医文化传承者和中医学术创新者。

(二)教师的反思

温病学形成时期温病学家的学术理论是中医学外感热病理论的集大成者,不仅是对《内经》《伤寒论》及金元医家治疗外感热病理论的传承,而且是中医学发展的重大理论创新。学习明清温病学家的基本理论,对指导今天临床治疗外感热病有现实意义。教学中要注意前后联系,灵活应用多种教学手段和方法,以提高学生主动学习的积极性为主。提出明清时期温病学家的理论创新与实践贡献,引导学生自主参与后续学习。教学过程中存在的不足,要注意培养学生自主学习的能力,在后续教学中渐次解决,以学好温病学课程为最终目标。

(三)学生的反馈

案例反映的温病学知识有一定难度,学生独立从案例中探究温病学的基本知识有一定困难,需经前后对比,才能掌握部分案例内容。教学过程中的问题设置及讨论,可调动学习的主动性和创造性。通过对温病学形成阶段不同医家的学术观点学习,学生可各抒己见,活跃课堂,集中精神,完成学习目标。

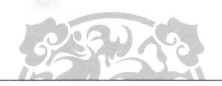

第二章　温病概念

　　温病是由温邪引起的,以发热为主症,多具有热象偏重,易化燥伤阴等特点的一类急性外感热病。温病的特点有特异的致病因素,即温邪。温邪多具有传染性、流行性、季节性和地域性,病理变化有规律性,临床表现有特殊性。温病的病程发展具有规律性,其发展变化主要体现在卫气营血各阶段的病理变化和三焦所属脏腑的功能失调和实质损害。发展趋势一般由表入里,由浅入深,由轻转重,由实致虚。温病的临床表现具有一定的特殊性,起病急,传变快,易内陷生变。外感热病中除风寒性质以外的疾病,都属于温病范畴。温病命名方式大致有五种,以发病季节命名,如春温、冬温;以四时主气命名,如风温、暑温;将发病季节与主气相结合命名,如秋燥;以特殊临床表现命名,如大头瘟、烂喉痧;以流行特点命名,如温疫。温病可根据疾病性质是否兼湿分为温热类和湿热类。温热类温病有风温、暑温、秋燥、大头瘟、烂喉痧等;湿热类温病有湿温、伏暑等。温病也可按照发病是否有里热证分为新感和伏邪两大类,新感温病指初起病发于表,以表热证为主,而无明显里热表现的一类温病,如风温、秋燥;伏邪温病,又称伏气温病,指初起病发于里,以里热证为主的一类温病,如春温、伏暑等。温病与伤寒都是感受外邪而引起的疾病,属于外感热病的范畴,从概念而言,温病属于广义伤寒范畴,与狭义伤寒是并列关系,两者在病因、感邪途径、病机、证治方面有较大区别。温疫与温毒均是温病中具有特殊表现的一类疾病,属于从属关系,温疫强调强烈传染性和流行性,而温毒则突出"毒"的特殊临床表现。

一、教学目标

(一)知识目标

1. 掌握温病的概念。
2. 掌握温病的特点、范围、命名和分类。
3. 熟悉温病与伤寒、温疫、温毒之间的区别与联系。

(二)能力目标

1. 通过对温病概念学习,培养学生对温病概念内涵和外延认识,提高学生对温病理解。

2.通过对温病特点、范围、命名和分类的学习,培养学生对温病的整体认识,提高学生对温病的辨别能力。

3.通过对温病与伤寒、温疫、温毒相关概念的对比学习,加深学生对温病的认识,提高学生临床思辨能力。

（三）思政目标

1.通过对温病概念内涵和外延的学习,从历代医家对温病的认识入手,了解温病概念的形成发展过程,理解温病概念的形成是经过历代医家不断探索才逐步发展和完善的,突出先民敢于同外感疾病作斗争,不断追求真理,使温病学体系日臻完善,培养学生中医自信和创新探索精神。

2.通过对温病范围的学习,从中医对外感疾病的认识入手,了解温病的范围是随着温病学的发展而逐步扩大,突出明清医家对外感病诊治所做出的努力和探索,以及顺应时代需求对外感病研究精益求精的态度,从而培养学生科学探索,精益求精的精神,建立中医自信,理论自信,激发热爱祖国、热爱人民、学以致用的家国情怀。

3.通过对温病、伤寒、温毒、温疫等相关概念的学习,从历代医家对温病、伤寒等的认识入手,了解寒温之争、温毒、温疫概念的历史演变,突出温病相关概念的区别与联系,培养学生实事求是的科学精神和精益求精的工匠精神,将爱岗敬业的奉献精神与救死扶伤的职业道德植入学生思想中。

二、思政元素分析

（一）崇尚科学,追求真理

温病,早在《内经》就有记载,从"冬伤于寒,春必温病"立论,将寒邪作为温病病因,《难经·五十八难》以广义伤寒立论,有"伤寒有五"之说,即"有中风,有伤寒,有湿温,有热病,有温病。"其中湿温、热病和温病,属后世温病。《伤寒论》有"太阳病发热而渴,不恶寒者为温病。"《伤寒例》解释为:"从立春节后,其中无暴大寒,又不冰雪,而有人壮热为病者,此属春时阳气发于冬时伏寒,变为温病"。此为里热外发,非寒从外入,是继《内经》后关于温病伏邪病因学的认识。此后温病与伤寒在概念上是混同的,直至宋金元时期温病始脱离伤寒。晋唐时期,对温病病因有进一步探索。《肘后备急方·治伤寒时气温病方》:"伤寒、时行、温疫,三名同一种耳,而源本小异……其年岁中有疠气,兼挟鬼毒相注,名为温病。"延续了广义伤寒说法,认识到温病的另一种致病因素,即"疠气";《小品方》卷六:"古今相传,称伤寒为难疗之疾,天行、温疫是毒病之气,而论治者不判伤寒与天行、温疫为异气耳。"此时医家认识到伤寒温病"所宜不同,方说宜辨",虽对伤寒与温病的区别有了一定认知,但在证治上未有新的阐述。《诸病源候论》列"温病诸候",且按"日传一经"模式论述温病,试图将温病作为独立的外感病与伤寒区分。《千金要方》《外台秘要》等文献中载有治疗温病的相关方剂,如葳蕤汤、犀角地黄汤等。宋金元时期,中医学术领域出现了"百家争鸣"现象,在温病在概念上有了新的突破,体现了古代医家崇尚科学,不断追求真理的精神。郭雍《伤寒补亡论》提出"冬伤于寒,至春发者,谓之温病;

冬不伤寒,而春自感风寒温气而病者,亦谓之温。"这是后世区分温病伏邪、新感的理论源头。刘河间《伤寒直格》提出"六经传受,自浅至深皆为热证,非有阴寒之病",在病因上强调因运气不同出现不同温病。王履《医经溯洄集》在概念上强调"温病不得混称伤寒",认为伤寒和温病的发病机制不同,温病属里热外发,即使有表证亦多为里热郁表所致。明清医家在继承前人的基础上又结合当时环境,对温病进行了深入探索,使温病真正的从伤寒体系中脱离出来,形成其独特的辨证论治体系。吴又可继承了前人关于疠气致病的病因理论,提出"疠气"是引起温疫的原因,突出了温病致病因素的特异性。一些医家根据某些温病初起可见局部红肿热痛甚至溃烂或透发斑疹等热毒表现,提出了"温毒"病因说。叶天士结合临床实践和理论研究,在《温热论》中提出了"温邪"为温病的致病因素,高度概括了温病的病因。吴鞠通根据季节、发病特点等将温病分为9种,形成温病较完整的分类方法。

从温病概念、范围、分类等的不断演变,可以看出温病体系是经过历代医家的不断探索形成的。温病特点的形成也是随着医疗水平的提高,不断追求真理的结果。古代医家积极探索温病内涵,是国情的选择,体现了医家崇尚科学,追求真理的精神。科学精神的本质特征是追求真理,基于这一认识,中医学生只有把崇尚科学和追求真理作为一种信念、一种精神、一种境界,才能推进中医药事业与时俱进。同时要认识到中医医疗的基本国情,树立保卫人民生命健康的家国情怀,努力学习。

(二)传承创新,精益求精

中医学的发展离不开历代先贤们的不断探索,温病学经历了种种变革才逐步形成。温病是在伤寒理论的基础上形成的,而温病的特点在医家们传承与创新中逐步完善。自《难经》提出"伤寒有五"后,历代医家将温病隶属于广义伤寒中,出现了寒温混称现象;宋金元时期,医家认识到治伤寒方不能治温病,故变革治法,以求适应疾病的变化,同时也认识到温病与伤寒的不同之处;明清医家创造性地将温病独立于伤寒之外,形成以三焦辨证和卫气营血辨证为主的辨证体系。温病根据其病证性质和发病特点有不同的分类方式,其中新感温病与伏气温病是温病分类中的一大创见,促进了温病的进一步发展。郭雍在继承《内经》《伤寒论》的基础上,提出"冬不伤寒,而春自感风寒温气而病者,亦谓之温"的新感温病,使温病分类更加明确。此外清代医家吴鞠通对温病进行了详细划分,他将温病分为九种,在其《温病条辨》中载"温病者,有风温、有温热、有温疫、有温毒、有暑温、有湿温、有秋燥、有冬温、有温疟",同时,吴鞠通确立了四时温病的名称,明确了四时温病的病因,对温病的分类和概念精益求精。温病医家在继承与创新中,使温病一步脱离伤寒,温病在概念和分类上更加精细,这是医家们不断创新,钻研进取的结果。

认识来源于实践,学生在学习中医知识时应充分调动和发挥自身能动性,不拘泥于古训,不迷信于权威,在充分吸收先贤理论思想后,要内化于心,创造出适应当前的理论技术,勇于创新,敢于探索,敢于成为时代的"弄潮儿",从而推动中医事业的发展,推动医疗水平的进步。

(三)厚植家国情怀与救死扶伤精神

温病的发生是多样的,多具有传染性、流行性、季节性和地域性,而温疫是温病中的一种,是具有温热性质的疫病。古代医家对疫病的认识早在《内经》中就有记载,如"五疫之至,皆相染易,无问大小,病状相似"。刘河间在《伤寒标本心法类萃》中专列"传染"一节,论疫厉之病。明代之前我国没有专门针对疫病的专著,明吴又可编著了我国医学发展史上第一部温疫专著《温疫论》,《温疫论》同时也是世界传染病学发展史上的第一部专著。吴又可所处的明末旱灾、蝗灾、水灾、饥荒、疫病流行等频发,在《温疫论·原序》中提到,世之医者,多用伤寒法治一切外感热病,不对病因、病性等分析,误治者多,感慨"病愈急投医愈乱,不死于病,乃死于医……千载以来,何生民之不幸如此。"医家不明温疫病因,不知如何治疗,吴氏深感责任重大,故深研温疫,将温疫病因、病机、治疗等撰成《温疫论》,以求医者能够治病救人。

吴又可本着家国情怀以及救死扶伤精神,将其所学编纂成书,造福人民。基于当前经历过新型冠状病毒病的医学生要深刻把握医学道路的任务,增强社会责任感,厚值家国情怀,将爱岗敬业的奉献精神和救死扶伤的职业道德融入学习、工作、生活当中。

案例一 《难经》论伤寒

一、案例

五十八难曰:伤寒有几,其脉有变不?然:伤寒有五,有中风,有伤寒,有湿温,有热病,有温病,其所苦各不同。中风之脉,阳浮而滑,阴濡而弱。湿温之脉,阳濡而弱,阴小而急。伤寒之脉,阴阳俱盛而紧涩。热病之脉,阴阳俱浮。浮之而滑,沉之而散涩,温病之脉行在诸经,不知何经之动也,各随其经所在而取之。(《难经·五十八难》)

案中所论对温病学发展有何影响? 其蕴含的思政元素有哪些?

二、教学设计与实施过程

(一)教学方法

1. 联系比较法　将《内经》《伤寒论》以及宋金元时期有关温病、伤寒的记载与本案相联系,比较伤寒与温病的含义变化,了解温病前期与伤寒的关系以及温病脉象。

2. 启发式问题法　本案所提出的"温病"与后世温病的内涵有何区别? 对后世温病的发展有何影响? 如何理解广义伤寒与广义温病?

3. 课堂讲授法　对案中所涉及的温病与伤寒的关系进行阐释,阐发广义伤寒与广义温病。

4. 求知探究法　结合晋唐以前的历史,温病在中医学中处于何等地位? 其内涵是否有演变? 如何评价温病内涵的演变?

5. 翻转课堂法　以《温病学》线上课程为基础,以本案引入温病与伤寒概念的区别,采用讨论互动式教学,实现翻转课堂。

(二)实施过程

1. 前后对比,导入课程　从《内经》对温病的记载入手,结合历代医家对温病的阐释,将温病内涵的演变串联起来,包含温病的病因、温病的特点等。结合本案"伤寒有五",对比吴鞠通提出的温病九种,引出温病概念的外延,即感受不同温邪,温病类型不同,温病是一类疾病。让学生从历史发展的角度学习温病概念内涵和外延。

具体教学中设置情形来说明温病概念的内涵和外延,可用问题或提问等方式导入新课,如什么是温病? 根据自身体会,哪些病是属于温病范畴? 温病、热病、湿温是否都是温病? 本案中"伤寒有五"对后世温病的发展有何影响?

思政问题导入,结合温病概念内涵的演变,突出温病的形成是经历了先贤们不断探索才逐步形成。坚持一切从实际出发,树立科学精神,深刻理解古代医家对温病做出的贡献,激发学生学习中医的热情,不断的追求真理。

2. 案例讨论,导入课程　从案中蕴含的相关知识入手,结合问题,导入课程。如为什么把温病归类到伤寒中? 温病与伤寒两者有何区别? 湿温、温病、热病是如何区分的,三者是否属于一类? 如何理解后世所说的广义伤寒和广义温病等。

具体实施过程中,可以案中所述内容为依据,设置问题并展开讨论。从本案中所提到的伤寒分类以及湿温、温病、热病三者并列等问题展开教学,进而学习温病的范围和温病的分类以及温病与伤寒的区别等系列问题,为后期学习温病各个病种的症因脉治打下基础。讨论后教师总结,"伤寒有五"的提出,对后世温病的发展产生了很大的影响,寒温之争或发源于此,后期很长一段时间出现寒温混同的现象,医家也多将温病隶属于伤寒的范畴,直至明清时期,温病才真正地从伤寒脱离出来,形成独特的辨证论治体系。

思政问题导入,两汉时期是中医理论体系形成的时期,这个时期对后世产生了长远的影响,而温病概念之源亦是肇始于此。将温病归类于伤寒中,促使了后世医家对伤寒温病的探讨,也正是因为此时期伤寒有五的说法,后世医家不断追求真理,才真正地使温病体系形成。前贤的思想理论可为后来者提供理论依据,在深入学习理论的基础下,不断地创新,不断地追求真理,才能更好地传承中医知识。

三、教学效果

(一)教学目标达成度

通过本案,学习温病概念之源,授课中运用了问题启发、情景案例、联系比较、翻转课堂等手段。温病概念形成前期,医家多以《内经》《难经》等经典著作的记载为依据,《难经》"伤寒有五"的提出,使寒温问题成为医家探讨的对象,经过不断的探索,最终形成温病学理论体系。学习结合思政,引导学生主动探究,以达教学目标。通过学习,使学生掌握温病概念的演变,激发学生对课程学习的主动性,使学生建立学习温病的兴趣,理解任何一种理论的形成都是经过千锤百炼不断更新迭代而成,使学生树立崇尚科学,追求真理的精神。

(二)教师的反思

《难经》"伤寒有五"的提出,反映两汉时期关于伤寒和温病分类,这一时期的理论成果促进了后世温病学的发展。学习这一理论,掌握温病概念之源,对理解温病概念的发展有所裨益。在教学过程中,要注意前后联系,通过多种教学手段和方法,提高学生主动学习的积极性,以直观对比的方式向学生展现温病概念的形成过程。突出重点和难点,引导学生自主参与学习过程。

(三)学生的反馈

通过对温病概念之源的学习,了解各个阶段医家对温病概念形成所做出的贡献,学生广泛参与,各抒己见,活跃课堂气氛,完成学习目标。

案例二 郭雍论温病

一、案例

雍曰:医家论温病多误者,盖以温为别一种病,不思冬伤于寒,至春发者,谓之温病;冬不伤寒,而春自感风寒温气而病者,亦谓之温;及春有非节之气,中人为疫者,亦谓之温。三者之温,自不同也。《素问》曰:冬伤于寒,春必病温。又曰:凡病伤寒而成温者,先夏至日为病温。此皆谓伤寒而成温者,比之伤寒热病为轻,而比之春温之疾为重也。其治法与伤寒皆不同。或有冬不伤寒,至春自伤风寒而病者,初无寒毒为之根源,不得谓之伤寒,第可名曰温病也。又或有春天行非节之气中人,长幼病状相似者,此则温气成疫也,故谓之瘟疫。瘟疫之病,多不传经,故不拘日数,治之发汗、吐、下,随证可施行。其不伤寒,至春触冒自感之温,治与疫同,又轻于疫也。或曰:春时触冒自感之温,古无其名,何也?曰:假令春时有触冒自感风寒而病,发热恶寒,头疼身体痛者,既非伤寒,又非疫气,不因春时温气而名温病,当何名也?如夏月之疾,由冬感者为热病,不由冬感者为暑、为暍,春时亦如此也。《活人书》葳蕤汤方云:治风温,兼疗冬温,及春月中风伤寒,即其药也。曰:何以辨其冬感、春感之异?曰:但传经,皆冬感也,皆以伤寒治;不传经者,皆春感也,皆以温气治之。今于诸家方论下别而言之,庶几易明。然春温之病,古无专治之法,温疫之法兼之也。(《伤寒补亡论·温病论六条》)

案中所论对温病学发展有何影响?其蕴含的思政元素有哪些?

二、教学设计与实施过程

(一)教学方法

1.联系比较法 将《内经》所论温病与郭雍论温病对比,比较温病在概念及分类上的区别,了解温病的证候特点、病因和分类。

2.启发式问题法 本案提出温病的分类与《内经》有何区别?对后世温病的发展有何影响?如何理解伏邪温病与新感温病?

3.课堂讲授法 对案中所涉及温病证候特点进行阐释,阐明温病病因及与伤寒不同。

4.求知探究法 结合郭雍之前医家对温病的论述,伏邪温病是否能涵盖所有的温病类型?伏邪温病与新感温病在证候上的主要区别是什么?两者在治疗上有何不同?

5.翻转课堂法 以温病学线上课程为基础,以本案引入伏邪温病与新感温病,采用讨论互动式教学,实现翻转课堂。

(二)实施过程

1.前后对比,导入课程 从《内经》对温病的记载入手,阐明温病的病因以及温病病症特点,结合历代医家对温病病症特点的阐释,将宋代以前医家对温病的认识进行总结。结合本案郭雍提出的"冬不伤寒,而春自感风寒温气而病者,亦谓之温",与之前医家认识进行对比,引出新感温病,温病根据发病初起不同的病症特点有不同的类型,即伏邪与新感。通过本案分析,让学生理解温病的分类并不是一成不变的,认识的不断提高,分类方法也不断演变,根据温病不同的病症特点,学习温病的不同发病类型,激发学生学习温病的兴趣。

具体教学中设置情形来说明温病的病症特点,用问题或提问等方式导入新课,如《内经》中对温病是怎么认识的?《内经》中温病的病症特点是什么?温病是否有表证?本案中温病的分类有哪些?对后世温病的发展有何影响?

思政问题导入,结合温病的病因及其病症特点的不同,突出温病的发病由伏邪温病到新感温病认识上的转变,这一突破是经历了先贤们不断探索才逐步形成。这一理论上的变革不仅继承了《内经》中所提出的伏邪温病,亦是创造性地提出新感温病,对温病的发病认识更加全面,展现出医家对学术的追求。理解古代医家对温病所作出的贡献,让学生认识到中医的发展离不开古代先贤们的努力,要秉持传承与创新的态度,对中医学术进行探索。

2.案例讨论,导入课程 从案中蕴含的相关知识入手,结合问题,导入课程。如温病的病因都有哪些?温病的分类与《内经》有何区别?如何理解伏邪温病?温病的命名方式都有哪些?

具体实施过程中,以案中所述内容为依据,设置问题展开讨论。从案中所提到的三种不同类型温病的分类、温病与伤寒的区别、温病的命名等问题展开教学。进而学习温病的分类和温病的病症特点等系列问题,为学习温病的病因和辨证奠定基础。讨论后教师总结,郭雍新感温病的提出,对后世温病的发展产生了很大的影响。温病发病类型据发病初起是否有里热证,分为伏邪温病和新感温病。

思政问题导入,宋金元时期是中医理论蓬勃发展的时期,这个时期学术上百家争鸣,在前人基础上形成了很多新的理论,郭雍根据温病的发病特点,提出了新的发病观。温病在很长的一段时间内,大都认为是伏而后发,而郭氏打破常规,在临床实践中探索出"春自感风寒温气"而发病的,同样是温病。新增温病的发病类型,在继承中创新,使温病的范围扩大化,也使温病的分类更加明确。当代中医学生要在思想上打破禁锢,对古代先贤们的理论,敢于质疑,敢于创新,精益求精,继承和创新中医。

三、教学效果

(一)教学目标达成度

本案学习温病的分类,授课中运用了问题启发、情景案例、联系比较、翻转课堂等手段。根据发病初期的证候特点,《内经》中形成了伏邪温病的雏形,后世医家多认为温病的发病是伏而后发,初起发病于里,有里热证。郭雍在继承《内经》的基础上,提出了新感温病的观点,认为温病不仅可伏而后发,也可新感时令之邪而发。郭雍对温病的研究,丰富了温病的类型,有助于临床辨证论治。学习结合思政,引导学生主动探究,以达教学目标。通过学习,使学生掌握温病发病特点,了解温病的分类,使学生认识到中医理论的发展是不断的前进,从而树立起传承创新、精益求精的精神,让中医理论更加完善。

（二）教师的反思

郭雍针对温病发病初起的不同,从病因方面提出温病不仅有冬季感寒伏而后发,亦有感受春季时令之邪而发,按发病初期的不同证候特点对温病分类。在教学过程中,要注意前后联系,通过多种教学手段和方法,提高学生主动学习的积极性,以对比的方式向学生展现温病的不同分类。突出重点,引导学生自主参与学习过程。

（三）学生的反馈

通过对温病分类的学习,了解温病的类型,学生广泛参与,各抒己见,活跃课堂气氛,完成学习目标。

案例三　吴又可论温疫

一、案例

子言伤寒与时疫有霄壤之隔,今用三承气及桃仁承气、抵当、茵陈诸汤,皆伤寒方也。既用其方,必同其证,子何言之异也? 曰:夫伤寒必有感冒之因,或单衣风露,或强力入水,或临风脱衣,或当檐出浴,当觉肌肉粟起,既而四肢拘急,恶风恶寒,然后头疼身痛,发热恶寒,脉浮而数。脉紧无汗为伤寒,脉缓有汗为伤风。时疫初起,原无感冒之因,忽觉凛凛,以后但热而不恶寒,然亦有所触因而发者,或饥饱劳碌,或焦思气郁,皆能触动其邪,是促其发也。不因所触无故自发者居多,促而发者,十中之一二耳。且伤寒投剂,一汗而解,时疫发散,虽汗不解。伤寒不传染于人,时疫能传染于人。伤寒之邪,自毫窍而入,时疫之邪,自口鼻入。伤寒感而即发,时疫感久而后发。伤寒汗解在前,时疫汗解在后。伤寒投剂可使立汗,时疫汗解,俟其内溃,汗出自然,不可以期。伤寒解以发汗,时疫解以战汗。伤寒不能发斑,时疫而能发斑。伤寒感邪在经,以经传经。时疫感邪在内,内溢于经,经不自传。伤寒感发甚暴,时疫多有淹缠二三日,或渐加重,或淹缠五六日,忽然加重。伤寒初起,以发表为先,时疫初起,以疏利为主。种种不同。其所同者,伤寒时疫皆能传胃,至是同归于一,故用承气汤辈,导邪而出。要知,伤寒时疫,始异而同也。(《温疫论·辨明伤寒时疫》)

案中所论对温病学发展有何影响? 其蕴含的思政元素有哪些?

二、教学设计与实施过程

(一)教学方法

1. 比较法　将伤寒与温疫比较,从发病原因、感邪途径、初起证候、有无传染、治法等方面,突出伤寒与温疫的区别,理解两者在概念上的不同。

2. 启发式问题法　本案强调伤寒与温疫不同,其发生的历史背景是什么? 伤寒与温疫是同属于外感热病吗? 温疫具有什么样的特点? 温病与温疫两者的关系如何?

3. 课堂讲授法　对案中所涉及的伤寒与温疫进行阐释,明确两者的异同。

4. 求知探究法　伤寒与温疫在病因、感邪途径、初起证候等方面不同,能否用伤寒方治疗温疫? 温疫与瘟疫两者关系如何?

5. 翻转课堂法　以温病学线上课程为基础,以本案引入温病与伤寒、温疫的相关辨析,采用讨论互动式教学,实现翻转课堂。

(二)实施过程

1. 设置问题,导入课程　本案是吴又可辨析伤寒与温疫的主要文献,案中论述了伤寒与温疫在病因、感邪途径、发病、初起证候、邪解方式、有无传染、初起治法、后期治法等均不同,同时又有传变至胃腑的相同之处,反映了伤寒与温疫的异同。以本案为基础,设置问题,导入课程,学习温病与伤寒、温疫等概念的异同,理解温病概念的演变以及温疫学发展的历程,激发学生刻苦学习、救死扶伤的精神。

具体实施过程中根据案中所述,说明温疫与伤寒的异同之处,以问题或提问等方式导入新课,如吴又可学术思想是如何形成的? 案中反映治疗伤寒与温疫的方法有哪些? 吴又可对温病学的发展有什么贡献?

思政问题导入,结合案中对伤寒与温疫的辨析,导入中医外感热病理论的发展史,分析历史国情,引入温疫的发展。理解温疫理论的出现实质是基于治伤寒方不能治疗温疫的现状,本着家国情怀和救死扶伤的精神才发展起来的。中医学术的发展离不开古代先贤们的传承和创新,也依靠医家们的家国情怀和救死扶伤的精神。理解吴又可对温病学做出的贡献,激发学生的民族自豪感,厚值家国情怀,将爱岗敬业和救死扶伤深植心中。

2. 案例讨论,导入课程　从案中蕴含的伤寒与温疫异同点入手,以问题讨论方式,导入课程,讨论吴又可的学术思想以及温疫、温病、伤寒等概念。如温疫是如何发生的? 温疫的治疗方法有哪些? 案中伤寒与温疫同传于胃,为何采用相同的方法治疗?

教学实施过程中,以案中所及内容,以问题方式展开讨论。从案中所述伤寒与温疫在病因、病机、治法等方面的理论异同点展开教学。学习明清时期关于温疫在理论、治法、方药等方面的知识并总结这一时期温疫突破性的发展和医家的学术贡献。

思政问题导入,明末医家对伤寒和温疫的认识还不是很明确,误把温病当伤寒来治疗的现象较普遍,这促使了吴又可对温病的深研,促进了中医温病的发展。吴又可编纂了医学发展史上的第一部温疫专著,比西方传染病专著早两百多年。温疫专著的产生不仅是学术上的创新发展,亦是医家对生命尊重的体现。若不明温疫病因、病机以及治疗方法,如何能够治病救人。吴又可的学术创新是当代医家学习的榜样,习医者要厚值家国情怀,爱岗敬业、救死扶伤,敢于质疑,开拓思维。

三、教学效果

(一)教学目标达成度

本案学习温病与伤寒、温疫等的辨析,明确温病的概念,授课中运用了问题启发、情景案例、联系比较、翻转课堂等手段。伤寒与温疫两者都属于外感热病,但在病因、病机、治法上是不同的。伤寒有广义伤寒和狭义伤寒之分,温病属于广义伤寒,有别于狭义伤寒;温疫指具有温热性质的疫病,有强烈传染性并引起流行的一类疾病,温疫是温病的一种。学习结合思政,引导学生主动探究。通过学习,使学生掌握温病与伤寒、温疫的区别与联系,引导学生理解《温疫论》的创作背景,激发学生对温病学习的主动性,使学生厚值家国情怀,增强社会责任感,树立救死扶伤的精神。

(二)教师的反思

吴又可对温疫的阐释,促进了温病学的发展,掌握伤寒与温疫的异同,对理解温病概念有所裨益。在教学过程中,要注意联系对比,通过多种教学手段和方法,提高学生主动学习的积极性,以直观对比的方式向学生展现温病与伤寒、温疫概念。突出重点和难点,引导学生自主参与学习过程。

(三)学生的反馈

通过对温病相关概念的对比学习,了解温病、伤寒、温疫等的异同点以及包含与被包含的关系,加深了对温病概念的认识。学生可广泛参与课堂,各抒己见,活跃气氛,完成学习目标。

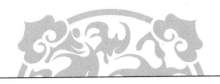

第三章 温病病因与发病

温病病因指引起温病发生的主要原因,分为外因和内因。外因是温病发病的主要条件,即温邪;内因指各种因素导致的人体脏腑功能失调,出现正气不足。温病的发生是外部致病因素通过机体内部条件相互作用的结果。温邪是引起温病、导致人体卫气营血和三焦所属脏腑功能失常及实质损害的主要因素。大部分温邪的产生跟四时季节气候变化相关,故又称为"时邪",所致温病称为时令温病。人体感受温邪后是否发病,取决于人体正气与邪气双方的力量对比,并与自然因素、社会因素等密切相关。中医学对温病病因的认识,从"天人相应"观念出发,以"辨证求因"为立论基础和认识方法,从而形成了温病的病因学说。现代认为外感六淫病邪,不能仅看成物理性气象因素,而应包括微生物在内,温邪是四时气候变化对致病性微生物的滋生、繁衍、传播与人体抗病能力的综合反应的征象。温病的发病包括发病因素、感邪途径、发病方式等。发病因素即温病的各种病因;感邪途径有口鼻而入和自皮毛而入等。不同的温邪因其致病特点的不同,具有不完全相同的初发部位及病机演变特点;发病方式因不同致病因素初起所导致的临床特点与时令之邪侵袭人体所出现的临床表现是否相符,而分为新感温病和伏气温病,两者在病因病机、传变规律、治疗原则等方面也存在较大区别。

一、教学目标

(一)知识目标

1.掌握风热、暑热、湿热、燥热、温热、疠气、温毒等温邪的病因特性和致病特点。

2.熟悉温病的感邪途径和发病类型。

3.了解温病病因的共性特点和温病的发病因素。

4.运用温病病因学说解决当前季节常见疾病病因分析。

(二)能力目标

1.通过学习,认识各种温邪及温病外因的相关概念的内涵及外延,利用所学知识分析温病的病因和性质,提高分析问题的能力。

2.结合病原微生物学说、自然界气候变化与社会经济条件、体质因素等,认识温病发病的复杂性,提高思辨能力。

3.通过对温邪感染途径、发病方式的学习,培养学生自主学习能力和发现问题能力。

(三)思政目标

1.结合温病病因学说,分析温病常见病因如风热病邪、暑热病邪、燥热病邪、湿热病邪的产生因素以及相应特性,认识温病病因即各种病邪的概念及其致病特点,体悟中医传承特点,激发学生对祖国传统文化和祖国医学的热爱,提高文化素养,增强文化自信。

2.结合病原微生物学说及新型冠状病毒感染,认识温病病因与微生物的关系,分析疠气病邪、温毒病邪等产生的原因、致病特点,理解中医温病病因学的不断创新过程,培养科学质疑精神和探索精神。通过对温邪入侵人体方式的认识,培养创新意识,增强防疫观念和日常防疫方法。结合伏邪温病的产生原因以及发病方式的争论,培养学生提出问题、分析问题、解决问题能力以及刻苦钻研精神和思辨能力。

3.正确认识温病内因与外因的作用,明确社会因素,环境因素、自然因素也是主要病因,认识温病病因的复杂性。对比环境气候变化产生的各种急性传染性疾病,了解气候变化对温病病因形成的影响,提高环保意识。结合古人"大灾之后,必有大疫"、"大兵之后,必有大疫"等内涵,对比各国应对突发公共卫生事件的表现,激发学生民族自信心、时代责任感和爱国情感,培养家国情怀以及政治认同感,树立远大理想,奋发图强。

二、思政元素分析

(一)文化素养与中医传承

温病病因学说是温病辨证论治体系中的重要组成部分。温病的病因分外因和内因。外因称为"温邪",指外感病邪中具有温热性质的一类病邪,是温病的主要发生因素。温邪包括风热病邪、暑热病邪、湿热病邪、燥热病邪,传统称为"伏寒化温"的温热病邪和疠气病邪、温毒病邪。风热病邪多发生于冬春季节,具有风热性质,导致的温病称风温。暑热病邪多由夏季火热之气所化生,具有暑热性质,所致温病称为暑温,具有严格的季节性。湿热病邪多形成于夏秋雨湿季节,具有湿和热两重性质,引起的温病称为湿温。燥热病邪多发生在秋天干燥季节,具有燥热性质。由燥热病邪引起的温病称为秋燥。温病病因学既有学术观点的继承,也有临证实践中的创新认识。从关于风、暑、湿、燥等特点的描述,结合对风热病邪、暑热病邪、燥热病邪、湿热病邪的论述,前后对比,增强知识点的理解,提高文化素养,增强文化自信,激发学习兴趣与传承中医文化的动力。

(二)科学精神与创新精神

温邪除时令之邪外,尚有温热病邪、温毒病邪和疠气病邪,与温病病因学说中的"伏邪致病说""温热毒邪说""戾气致病说"相关。"伏邪致病说"源于《素问》"冬伤于寒,春必病温",后形成"伏寒化温说"。伏寒化温病邪即温热病邪,致病以里热偏盛为主要特点,是导致春温发生的主因。其实质是春季致病的一种温邪,因其不兼具风、暑、湿、燥等病邪的性质,温热性质显著,故称为温热病邪。因其致病初期即以里热证为主,故古人视为伏气。温热病邪多产生于冬春季节,引起的温病为春温。温毒病邪指邪气蕴结不解而形成既有温热性质又有肿毒特征的一类致病因素。又称温热毒邪,因其致病与时令季节相关,并能引起流行,故又称为时毒、时毒病邪。温毒病邪包括风热时毒、温热时毒、暑热时毒、湿热时毒、温热时毒、燥热时毒等。风热时毒和温热时毒病邪多发生于冬春二季,多能引起流行,其引起的温病称为温毒,包括大头瘟、烂喉痧。疫疠病邪也称"疠气"或"戾气",指致病暴戾,具有强烈传染性并能引起播散、广泛流行的一种致病因素。疫疠病邪致病无明显的季节性,由疫疠病邪导致的温病称为温疫,根据病邪性质的不同,有湿热疫、温热疫、暑热疫等区别。疠气是明代医学家吴又可根据当时温疫"延门阖户,众人相同"的大流行特点而提出的病因概念,吴氏在临床实践中,通过反复观察和深入研究,认识到"夫温疫之为病,非风、非寒,非暑,非湿,乃天地间别有一种异气所感"。即杂气。异气又称为杂气,为病最重者,又叫"戾气"。通过学习引导学生认识到温病病因学理论是在继承前人经验的基础上不断创新和发展而来,培养学生不畏艰辛,大胆求索,善于思考,勤于钻研的科学精神。

自《内经》伊始至宋金元时期,对病邪侵入人体后的感染途径多持"邪从皮毛"而入的观点,如《灵枢·百病始生》"虚邪之中人也,始于皮肤。皮肤缓则腠理开,开则邪从毛发入"。至明清温病医家提出"邪从口鼻而入"的观点,如薛生白说"湿热之邪,从表伤者十之一二,从口鼻而入者十之八九。"通过对医家认识温病感染途径的不同,对疾病发生发展规律的认识存在差异,从而培养学生的批判精神和创新精神。

(三) 家国情怀与环保理念

温病的发病是内外因素相互作用的结果,与体质因素、自然因素、社会环境、经济条件、失治误治等密切关联。除外具有强烈传染性的温病,一般说来,温病的发病与人体内因有关,即易感体质或机体内环境的失调,即人的体质因素。

四时温邪是温病发生的主因,能否侵入人体及侵入人体后是否发病,又取决于人体正气的强弱及邪正力量的对比。《素问·刺法论》有"正气存内,邪不可干"、"邪之所凑,其气必虚"的观点。在人体正气不足,防御能力下降,或病邪的致病能力过强的情况下,温邪才能侵入人体而发病。《灵枢·百病始生篇》"风、雨、寒、热,不得虚,邪不能独伤人,猝然逢疾风暴雨不病者,盖无虚,故邪不能独伤人,此必因虚邪之风,与其身形,两虚相得,乃容其形。"温病的发病,与内因有密切关系。因此,增强体质,顾护正气,是养正保健的首要条件。

温病发病与自然因素有密切的关系,自然因素主要包括季节气候的变化、地域因素和环境因素。温邪的产生与季节时令变化密切相关,气候异常时,体现出温热性质或湿热性质,形成温邪。疫疠病邪的形成多与非时之寒暑、疾风淫雨、久旱大涝等气候反常有关,亦与某些地区的特殊气候地理环境有关,如岭南地区山岚瘴气较甚,易形成疠气。而除气候外,复杂的外界环境因素如自然环境中存在的各种有害物质,如辐射、特殊职业环境、地理环境等,包括医源性因素,也是影响温病发生的重要因素。结合对传染性疾病病因归结于病原微生物学说的观点,各种温邪与病毒、细菌等微生物关系密切。自然环境生态失衡,全球气候变暖,都会影响到微生物与人类之间生态平衡,因此要增强环保意识,保护生态文明。

社会因素对温病的发生和流行也有极其密切的关系,社会因素主要包括经济条件,营养搭配,体育锻炼,卫生习惯,风俗习惯,卫生设施,防疫制度等,以上因素影响人民的健康水平和防御温病的能力,其至导致温病的流行。从历代有关温疫的记载可见,因社会动乱及政治腐败,兵荒马乱,民不聊生,经济文化落后,人民生活水平低下,卫生及防御设施缺乏,人民生活条件差,抗病能力低下,且防治差,以致瘟疫猖獗流行,严重威胁着人民的生命健康。社会制度越优越,经济越发达,社会生产力越高,科技水平越高的地区,温病的发生相对较少。新中国成立后,我国确立了以"预防为主"的卫生方针,对传染病采取了一系列的防治措施,从而有效地控制和降低了多种急性传染病的发生和流行,传染病的发病率已明显降低,很少发生大流行,即使发生流行也会积极采取防治措施。世界上一些国家,或因贫穷落后,或因战火频仍,温疫的发生情况仍较严重。这充分体现了在中国共产党的领导下,建立优越的社会主义制度,使广大人民群众的健康水平有了显著的改善和提高。中医学生应从历史和现实的角度,通过古今中外国家在处理传染病时采取的措施和成效,增强制度自信和政治认同,增强专业自信和爱国情感,培养家国情怀。

案例一 传统文化中的病因学

一、案例

解落三秋叶,能开二月花。过江千尺浪,入竹万竿斜。(李峤《风》)

排帘动轻幔,泛水拂垂杨,本持飘落蕊,翻送舞衣香。(贺文摽《咏春风诗》)

万瓦鳞鳞若火龙,日车不动汗珠融。无因羽翮氛埃外,坐觉蒸炊釜甑中。(陆游《苦热》)

火腾为虐不可摧,屋窄无所逃吾骸。织芦编竹继檐宇,架以松栎之条枚。(王安石《秋热》)

"春日阳和,夏日炎热,秋日燥烈,冬日温暖,何湿之有,惟其春雨潇潇,夏雨淋淋,秋雨霏霏,冬雨纷纷,人感之者皆为湿病"。(雷丰《时病论》)

"风温者,初春阳气始开,厥阴行令,风夹温也"。(吴鞠通《温病条辨》)

"风夹温热而燥生,清窍必干,为水主之气不能相容,两阳相劫也"。(叶天士《温热论》)

一年四季都有风,人们常把春天的风叫和风,夏天的风叫熏风,秋天的风叫金风,冬天的风叫朔风。虽然它们都是风,但是它们的脾性完全不同。《严文井小说》

上述所涉及的温病学专业知识有哪些?其蕴含的思政元素是什么?

二、教学设计与实施过程

(一)教学方法

1.情景案例法 通过诗词等引出四时气候变化中的主气,引导学生认识不同季节的主气特点。引出对风热病邪、燥热病邪、暑热病邪、湿热病邪的认识,各种温邪的存在一年四季均有,不同季节各有侧重。此法能引人入胜,激发学习兴趣。

2. 课堂讲授法　对授课内容和案例中最难懂的知识点,阐述力求精准。如"两阳相劫"。

3. 启发式教学法　采用提问或设问方式引起学生对教学内容的关注思考,引入问答式和问题链式教学法,发挥学生主动性和积极性。如"万瓦鳞鳞若火龙,日车不动汗珠融"体现哪个季节的时令特点?"汗珠如雨"的原因是什么?如何理解"夏暑发自阳明"?

4. 联系比较法　结合风邪、燥邪、暑邪、湿邪的性质和特点的描述,联系《温热论》"温邪上受,首先犯肺,逆传心包"。前后比较,引导学生认识风热病邪首先侵犯上焦肺卫,容易逆传心包。通过类比,直观形象,一目了然。

5. 翻转课堂法　结合温病学线上课程温病病因与发病,提出问题、互动讨论,强化知识点的理解和记忆,学会分析并掌握风热病邪、暑热病邪、燥热病邪、湿热病邪的概念及致病特点。

（二）实施过程

1. 创建情境,导入课程　结合授课时季节特点,代入内容,如春季学期,导入李峤的《风》,体现何季节何种气候因素的特点,提出问题。引入《风》,了解了春风和煦,夏风薰热,秋风飒爽,冬风凛冽等,从而引出风热病邪等产生原因。

具体教学中根据不同病邪的产生季节和特点,导入图片,如暑热病邪导入烈日炎炎而中暑的图片,燥热病邪时导入秋天天高气爽、枫红叶黄的美景,讲授湿热病邪时导入夏秋季节气候炎热而又大雨淋淋的汛情案例,通过视觉冲击给学生留下深刻的印象。

思政问题导入,结合本案引导学生认识四时温病如风温、暑温、秋燥、湿温等温病的病因是根据自然现象以及气候的异常变化总结出来的,中医药文化与诗词文化都是中国优秀文化的一部分。联系前期所学知识纵横对比,加深对知识点的理解,增强课程内容的趣味性,激发学生的民族文化认同感,建立中医文化自信。

2. 溯本求源,古今融合　《内经》中关于风、寒、暑、湿、燥、火等六淫特性的描述对温病学病因的认识也有很大的启发,尤其是对温热类性质病因的认识。如学习风热病邪易伤肺胃津液和燥热病邪伤及肺胃之阴,可结合《温热论》"风夹温热而燥生,清窍必干"、《内经》"燥胜则干"、《温病条辨》"燥气化火,清窍不利"认识风热病邪和燥热病邪的特点。

具体教学中,教师根据教学风格,灵活代入。如如何理解"两阳相劫"?"清窍不利"指什么?与湿热病邪蒙蔽清阳出现的"湿蒙清窍"有何不同?"灵则气泄"如何理解?以此学习各种时令病邪的致病特点。

思政问题分析,结合医学著作中对温病病因的认识,借助名家言,以问题导入的方式推进,在互动的过程中体现温病学发展过程医家学术思想传承脉络与认识变化,引导学生刻苦钻研,积极思考,从学习过程中获取、理解并传承中医思维,建立中医专业自信。

三、教学效果

（一）教学目标达成度

讲解风热病邪、暑热病邪、湿热病邪、燥热病邪的同时引入案例,授课过程中运用了知识讲解、问题启发、情景案例、联系比较、探究学习、翻转课堂等手段,使学生学习的积极性得到提高。温病病因中时令邪气与六淫学说关系密切,知识点零碎,采用多种教学方法,提高学生注意力和学习热情,引导自主参与学习过程,达到教学目标,学生在领略中华文化与中医文化的基础上,理解掌握基础知识,并能用所学知识分析问题,举一反三,从而实现"知识传授—能力培养—价值引领"三位一体的知识目标和思政目标。

(二)教师的反思

温病病因与发病是对前期温病概念内容的内涵阐释和后期温病辨证理论部分的先期引导,是教学中起到承上启下作用的章节。在前阶段学习中,学生已学过风邪、暑邪、燥邪、湿邪等因素的致病特点,对于本章,会觉得重复,主观上有忽视态度,理论上印象不深刻。通过形式多样的思政元素导入,从文化自信与中医传承角度剖析温病病因特点,能引起学生的关注。少数学生缺乏探索的主动性,在今后的教学中合理编排,促进教学相长。

(三)学生的反馈

情景案例导入,启发式问题教学方法、古今纵横联系比较方法、翻转课程等教学方法使课程内容丰富多彩。在课程教授中容易使人印象深刻的是古诗词与中医名家名言有机结合,使各种病邪的致病特点显得形象直观,易于理解和记忆,课堂气氛活跃,能充分发挥学生学习过程中的主体地位,调动学习积极性、主动性和创造性。

案例二 吴又可论温疫

一、案例

病疫之由,昔以为非其时有其气,春应温而反大寒,夏应热而反大凉,秋应凉而反大热,冬应因风雨阴晴,稍为损益,假令秋热必多晴,春寒因多雨,较之亦天地之常事,未必多疫也。伤寒与中暑,感天地之常气,疫者感天地之疠气,在岁运有多寡;在方隅有厚薄;在四时有盛衰。此气之来,无论老少强弱,触之者即病。邪自口鼻而入,则其所客,内不在脏腑,外不在经络,舍于伏脊之内,去表不远,附近于胃,乃表里之分界,是为半表半里,即《针经》所谓"横连膜原"是也。……邪之所着,有天受,有传染,所感虽殊,其病则一。凡人口鼻之气,通乎天气,本气充满,邪不易入,本气适逢亏欠,呼吸之间,外邪因而乘之。(《温疫论·原病》)

大约病偏于一方,延门阖户,众人相同,皆时行之气,即杂气为病也。为病种种是知气之不一也。盖当时适有某气专入某脏腑、其经络,专发为某病,故众人之病相同,是知气之不一,非关脏腑经络或为之证也。(《温疫论·杂气论》)

案中所论对温病病因与发病方面有何认识? 与古人是否相同? 其蕴含的思政元素有哪些?

二、教学设计与实施过程

(一)教学方法

1. 联系比较法 结合古代医家以前对疾病发生原因与传播途径的认识,以本案为例,比较明清前后医家对温病病因的认识,体会中医病因学新理论产生的过程。

2. 启发式问题法 本案所论温疫的病因与发病途径与《素问·热论》和《伤寒论》所述有何异同? 如何理解案中"天受"、"传染"的内涵? 理解从"邪从皮毛而入"到"邪从口鼻而入"观点的演变是医家探索精神和创新精神的体现。

3. 课堂讲授法 对案中所涉及温病学病因与发病的基本内容以及学术观点总结。温疫的病因是"杂气",侵入途径是从口鼻而入、致病有专属的脏腑经络定位,具有强烈的传染性和流行性等。

4. 求知探究法 结合明清特定历史时期,对吴又可所论的具体内容有何看法? 其理论有何优缺点? 如何评价?

5. 情景案例法 授课过程中可引入《大明劫》短视频或古代温疫横行的图片,从视觉角度引起学生的兴趣以及对问题的思考。

6. 翻转课堂法 以中国大学慕课温病学线上课程为基础,用本案引入疠气病邪概念和致病特点,采用讨论互动式教学,实现翻转课堂。

(二)实施过程

1. 视频代入,引人入胜 翻转课堂讨论完四时温病的病因,可以引入电影《大明劫》视频片段,从崇祯皇帝治国,孙传庭将军治军和吴又可治温疫的角度入手,理解"掩门阖户,众人相同"的说法,通过直观的视觉刺激,引导大家认识到温疫具有强烈的传染性和流行性,提高防疫意识。

教学中可以借助视频中的相关元素如吴又可对温疫病因"疫者感天地之疠气"观点的探索和思考及对医家"凡病皆从伤寒而治"的批判精神,可用问题或提问等方式导入课程,如古今医家对温疫的病因认识有何区别? 原因为何?

思政问题导入,案例式情景教学法、比较联系法与启发式教学法,引导学生认识每一种学术观点的产生都有其历史时代背景,新的事物和观点必然代替旧的事物和观点,产生的过程中需要经过艰苦的探索、刻苦的钻研以及激烈的学术争鸣才能冲破藩篱,留存于世,贯穿中医学发展过程中传承与创新的基本理念,坚持一切从实际出发,积极探索,树立科学精神和批判精神。

2. 古今联系,加深理解 从《内经》《伤寒论》"非其时而有其气"的观点入手,认识疾病产生的原因是气候条件的异常,对比本案"疫者感天地之疠气"的观点,认识到从伤寒的角度出发已经不能解决温疫的横行和肆虐,需要探求新的认识方法和治疗思路。

从明清以前尤其是《伤寒论》"邪从皮毛而入"的观点入手,以太阳病起病方式从皮毛肌腠而入和初起病位在太阳膀胱经与温疫的起病方式从口鼻而入和初起病位侵犯膜原入手,结合出初期的临床表现,设置问题并展开讨论。

具体教学中可从古代经济条件和社会环境角度入手引导学生思考温疫产生的原因。在饥寒交迫、战乱频繁的社会环境下,人民缺衣少食,容易感受寒邪从肌肤皮毛而入,引起发热、恶寒、身痛、体痛等表现。但在气候温暖的环境下,同样会场产生温疫,且表现的症状有胸闷、脘痞,汗出热势不解等,与伤寒表证有明显区别,为何会出现这种情况? 如何处理? 引导学生深入思考,积极探索,展开讨论。

思政问题导入,吴又可关于疫病学说的相关认识是中医外感病理论上的重大创新,用批判精神看待传统"六淫"病因学说,突破了"用伤寒理论统治一切疾病"的藩篱,并对温病学的形成产生了极大影响。体现了温病学家勇于探索和敢于创新的科学精神,这种学术创新精神,对学生建立创新思想、开拓创新思维具有积极意义。

三、教学效果

(一)教学目标达成度

本案学习了疠气病邪相关知识,授课过程中运用了问题启发、情景案例、联系比较、探究学习、翻转课堂等手段。疠气病邪是本章学习的重点和难点,结合思政引入和经典原著讲解,引导学生主动参与学习过程,积极思考,勇于探索,从而产生学习温病学是坚定的中医文化传承者和创新者的思想,以达教学目标。

(二)教师的反思

《温疫论》是温病学发展史上具有特殊意义的著作,对疾病病因和发病途径的认识突破传统治疗外感热病的理论,既传承了中医经典,又创新发展了中医治疗外感病理论,对温病学形成起到桥梁作用,且与当下病原微生物学说密切相关,其理论适合于多数传染性和感染性疾病。在教学过程中,要注意前后联系,通过多种教学手段和方法,提高学生主动学习的兴趣和积极性,循序渐进,层层递进,培养学生的批判思维,探索意识和创新精神。

(三)学生的反馈

从视频导入,结合问题启发、联系比较、互动讨论、总结归纳等方法,能提高注意力,增强学习兴趣,活跃课堂气氛,对温病的病因与发病内容的学习有了深入的认识,为以后的学习奠定基础。

案例三 《时病论》论温病与瘟疫

一、案例

温毒者,由于冬令过暖,人感乖戾之气,至春夏之交,更感温热,伏毒自内而出,表里皆热。(雷丰《时病论·卷之一》)

春应温而过热,是为非时之气,所感之风,风中必夹热气,故名风热病耳。

叔和《序例》曰:从春分以后,至秋分节前,天气暴寒者,皆为时行寒疫也。……盖疫者役也,若役使然,大概众人之病相似者,皆可以疫名之。此又与瘟疫之疫,相悬霄壤,须知瘟疫乃天地之厉气,寒疫乃反常之变气也。(雷丰《时病论·卷之二》)

霉湿之为病,在乎五月也。芒种之后,逢丙入霉,霉与梅通,其时梅熟黄落,乍雨乍晴,天之日下逼,地之湿上蒸,万物感其气则霉,人感其气则病。(雷丰《时病论·卷之四》)

疫疟之为病,因天时寒热不正,邪气乘虚而袭膜原,……大概沿门合境,长幼之疟相似者,皆可以疫名之。(雷丰《时病论·卷之五》)

冒湿之病,得之于早晨雾露,云瘴山岚,或天阴淫雨,晴后湿蒸。(雷丰《时病论·卷之六》)

至于瘟疫之病,自唐宋以来,皆未详细辨论。迨至明末年间,正值凶荒交迫,处处瘟疫,惨不堪言,吴又可先生所以著《瘟疫论》一书。

咸丰八载,至同治纪元,粤匪窜扰吾衢,大兵之后,继以凶年,沿门合境,尽患瘟疫。其时丰父子诊治用方,皆宗又可之法也。(雷丰《时病论·附论》)

新冠疫情堪称近百年来最严重的公共卫生事件之一,在全球造成大范围的感染,上万人死亡,给全球经济发展带来了前所未有的挑战。各国政府和民众积极采取措施,控制疫情传播。我国在党中央的领导下,社会各界同心抗疫、共克时艰,涌现出一批又一批"最美逆行者",中医药在抗击疫情方面体现出无与伦比的优越性,大大提高了中国的国际影响力。

案例中有哪些涉及温病病因与发病的基本知识?其蕴含的思政元素突出表现在哪些方面?

二、教学设计与实施过程

(一)教学方法

1. 情景案例法 通过雷丰《时病论》中描述的温毒、风热、寒疫、霉湿、疫疟、冒湿、瘟疫等疾病为例,引导同学们思考自然气候环境变化对温病产生和流行的影响。

2. 联系比较法 以案例后半部分为例,比较国内外在抗击新冠疫情方面的举措,引导学生认识社会环境对疾病产生和流行的影响。

3. 课堂讲授法 对温病形成的原因进行分类解析,引导同学们明白除了正气不足是温病发生的先决条件、感受外邪是温病发生的主要原因外,自然环境变化,社会条件、经济条件等都会影响温病的发病。

4. 启发式问题法 结合《时病论·附论》描述,如何理解"大兵之后……尽患瘟疫"与温病的发生之间的关系?四时温病的病因与瘟疫的病因有何不同?

5. 问卷调查法 结合时政热点,以同学们亲身体会的疫情与生活环境为例,展开问卷调查,讨论互动式教学方法,实现翻转课堂。

(二)实施过程

1. 引经据典,增强意识 授课时根据章节内容特点,适当引入温病名家关于温病病因的相关描述,在课堂派上用问卷调查法设置开放性问题,如"自然环境和气候变化对四时温病的产生有何影响?""四时温病和瘟疫有何异同?"等,吸引学生的学习兴趣。

实施过程中根据案中所述,引导学生讨论自然环境和气候条件变化对温病发病的影响。当前全球气候异常,温邪在四季多有产生和流行,导致疾病多发,甚至雾霾都成为疾病发生的新病因。生态平衡遭到破坏,地震、火灾、暴雨、山洪等自然灾害时有发生,对温病的发生和流行有较大的影响。可以结合案例提问,引导同学们主动参与。如疠气与现代微生物学说有何关系? 瘟疫病因与自然环境以及气候条件的变化是否相关?

思政问题导入,根据案中提及的气候变化、凶荒和兵乱,结合"大兵之后……尽患瘟疫"的智慧思想,引导学生认识温病的病因并不单一,发病方式也存在多元化现象,要爱护自然环境,提高环保意识,拥护和平,珍惜和平。

2. 结合疫情,提高认识

从案例中看出,国家和社会各界在疫情发生之后纷纷采取紧急措施,同心协力抗击新冠疫情,国家层面,关心民生,有强大的号召力和凝聚力;社会层面,中华民族优秀传统孕育下,民众思想深处蕴藏着侠骨柔情,对比古今中外在大疫到来时的各层面表现,体现我国社会主义制度的优越性。

教学实施过程中,采取联系比较、情景设置、问题导入等方法展开讨论,列举战争图片与《大明劫》中瘟疫大流行时人民群众生活状态的图片,结合我国防疫方案和诊疗方案,中医药在疫情防控中的运用等因素展开讨论。

思政问题导入,从抗击疫情案例中反映出来的民族精神,体现我国"统一领导、集中力量办大事"的制度优势,培养学生家国情感,树立大局意识,大是大非面前不糊涂,灾难面前沉着应对,不畏惧退缩,努力向前。对比古代兵乱与当代世界格局,引导学生们认识社会主义制度的优越性,培养爱国情怀和民族自豪感,激励学生在安定的生活环境里珍惜时光、发奋学习,将来为国家做贡献;结合中医药在防疫抗疫方面的运用,体现"人民至上、生命至上"的价值追求,增强学生的专业自信。

三、教学效果

(一)教学目标达成度

通过本案学习,引导学生认识温病的发生是内外因素相互作用的结果,且受社会条件、经济条件、气候条件等的影响。学习结合思政,引导学生主动参与,思考探究,以达到教学目标,结合时政热点,使学生建立学习温病学是临床的需要、时代的需要、成才的需要,从而成为坚定的中医文化传承者和中医学术创新者。

(二)教师的反思

温病的病因与发病是温病学授课过程中承上启下的章节,学习有一定难度。温病的发病涉及病因、社会环境、自然气候条件变化等,且有不同的感染途径和入侵方式,内容蕴含了丰富的思政元素。需要深入挖掘和合理融入。教学中应善于整合教学资源,注意联系比较,提高主动学习的积极性。

(三)学生的反馈

案例带入时政因素,与生活密切相关,能引起大家的共鸣,课程中穿插进问卷调查,使课堂生动多彩,提高了学习积极性。通过古今中外面对疫情的政策和措施,产生高度的政治认同感和民族自豪感,增加专业自信和时代责任感。

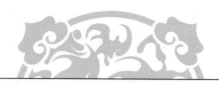

第四章　温病常用诊法

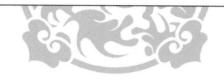

　　望、闻、问、切是我国医学诊断疾病的四种方法,同时也是温病辨治疾病时常用的诊断手段。温病具有发病急、传变快等特点,临床常见发热、口渴、汗出等热甚伤津的症状,同时还易出现斑疹、出血、神志改变、痉厥等危重证候,舌象每随病情的发展而有动态变化,故形成了辨舌验齿、辨斑疹白㾦及常见症状等一套较为独特的诊断方法。

　　研究温病诊断方法的意义,在于为温病卫气营血辨证、三焦辨证及确立温病的诊断提供客观依据。例如卫气营血病证发展过程中,出现的典型舌苔或舌质的变化,能在一定程度上揭示病变阶段、病情轻重、病证性质等;通过斑疹的色泽、形态、分布疏密的观察,能帮助了解温病病势的进退、病情的顺逆等;白㾦可作为湿热证诊断的重要依据,根据其形态与分布可辨别湿热的轻重、津气的盛衰;根据发热的特点有助于辨别发热的类型,进而判断邪正的盛衰、病因的性质;通过口渴、汗出及二便的特点及伴随症状辨别病因的性质、邪热的轻重浅深和津气的盛衰。对于温病常见的临床症状,一般来说都有一定的规律可循。但亦有较为特殊者,故应做到"知常达变"。对于相似的临床症状要注意其鉴别要点,以做到"同中求异"。辨证治疗的正确与否,往往取决于诊断的是否正确,因此熟练地掌握温病的常用诊断方法,具有极为重要的意义。

一、教学目标

(一)知识目标

1.掌握发热、神志异常、汗出异常等常见症状的辨析。

2.掌握温病常见的舌象、斑疹的辨析。

3.掌握白㾦病因及其临床意义。

4.熟悉验齿、口渴、二便、出血、痉、厥脱等温病常见症状。

(二)能力目标

1.通过自主学习本章慕课视频内容,掌握温病常见诊法的相关内容,了解温病诊断中不同热型、汗出异常、神志异常等的临床意义,提高学生分析问题的能力。

2.通过对温病舌诊内容的学习,理解"杂病重脉,温病重舌"的具体含义,结合叶天士

《温热论》原文,认识在温病卫气营血不同阶段舌象的变化特点并分析其临床意义,了解辨治原则。

3.通过对辨斑疹、白㾦内容的学习,认识温病特殊诊法的临床表现和病机,结合临床实例分析斑疹、白㾦的辨识思路,提高学生思考问题的能力。

4.通过对验齿、大便异常、小便异常、出血情况、痉厥、口渴情况、口味异常等内容的学习,联系中医诊断学所学知识,结合卫气营血辨证与三焦辨证,提高对温病常见症状的辨证能力。

5.利用好课前、课后环节,通过线上视频学习、线下讨论的翻转课堂教学模式,启发思维,培养学生利用多种信息资源的能力和自主学习的能力,培养学生发现问题、分析问题、善于解决问题的能力。

（三）思政目标

1.通过对温病常见症状内容的学习,结合经典原文解析与临床医案,引导学生见微知著,培养分析判断、解决临床实际问题的辨证思维能力。

2.通过对温病特殊诊法辨斑疹、白㾦、验齿等内容的学习,正确认识温病特殊诊法产生的历史背景(温疫及现实意义),古今对比,培养中医药文化自信(中国特色社会主义"四个自信"的培养)及社会主义核心价值观。

3.通过对发热、斑疹、出血、痉、厥、脱等常见危重证候的学习,让学生了解急性外感发热性疾病不同于一般内科杂病的特点及急证急治的急危重证治疗思想,结合新冠疫情期间医护人员不顾安危,奔赴一线的自我奉献精神,培养学生救死扶伤的大无畏精神。

二、思政元素分析

（一）见微知著与整体观念

温病在病变过程中由于传变较快,变化较多,甚至可见病情"一日三变",或险情迭起,因此通过抓主要症状或典型症状辨识疾病病因、病变层次并判断疾病预后,有助于提高辨证准确率。因此温病学家在长期的临床实践中形成了温病独具特色的辨舌验齿、辨斑疹白㾦等诊断方法。通过温病常见症状的学习,不仅能提高学生临床认证与辨证思维能力,培养"一叶易色而知天下秋"的明察秋毫、见微知著的洞察力,还可以对疾病潜在风险进行科学预判。同时贯通前期所学基础理论知识,通过局部症状推演脏腑整体病理变化,由局部到整体,加深对整体观念的理解。使学生认识到在诊病过程只有明察秋毫,见微知著,认真细致,才能抓住主要矛盾,提高辨证准确率,激发学习的主动性及积极性。

（二）勇于挑战与无畏奉献

"急""猛""快""多"是温病临床见症的主要特点,如正气充足,治疗及时多预后较好。若病邪较盛,正不胜邪,病邪往往内陷而发生各种变证、危证,如深入营血可引起热盛动血,导致外发斑疹,或吐血、衄血、便血、溲血等;或引动肝风而见痉或闭窍神昏,甚至气阴外脱、阳气外脱或内闭外脱的危笃之证。由此可见,温病临床面对的疾病多具有较大挑战性,若非胸怀仁心,有敢于直面困难的大无畏奉献精神,很难担此重任。近年来突发公共卫生事件频发,如新冠疫情期间,奋战在不同岗位的白衣天使们,纷纷请战前线,舍生忘我的奉献精神正是新时期医者之大德的体现。通过学习,让学生树立敢于直面挑战的信心,培养救死扶伤的医者仁心,坚定勇于奉献、牺牲自我的决心,为保卫人民生命健康做好准备。

(三)哲学思辨与的辨证思维

温病过程中出现的斑疹、白㾦,可以通过观察其色泽、形态与分布等,了解感邪的轻重,病变的深浅,证候的顺逆,对指导临床治疗有重要意义。临床见到斑疹、白㾦,不仅是热邪深入营血与湿热郁滞较重的标志,同时也意味着邪气内伏尚有外出之势,因此叶天士强调"斑疹皆是邪气外露之象"。临床见到危重症既要高度重视,提高认识,同时也要能见微知著,细察精详,果断处理,方可及时截断,扭转局面。学习时可结合"福祸相依"、"塞翁失马,焉知非福"等传统成语典故让学生体会任何事物皆有一分为二的两面性,看待问题、为人处事不能一刀切、绝对化,应从不同角度入手,学会全面分析处理问题,树立正确的人生观与价值观。

案例一 《温热论》辨白苔

一、案例

再舌苔白厚而干燥者,此胃燥气伤也,滋润药中加甘草,令甘守津还之意。舌白而薄者,外感风寒也,当疏散之。若白干薄者,肺津伤也,加麦冬、花露、芦根汁等轻清之品,为上者上之也。若白苔绛底者,湿遏热伏也,当先泄湿透热,防其就干也。勿忧之,再从里透于外,则变润矣。初病舌就干,神不昏者,急加养正透邪之药;若神已昏,此内匮也,不可救药。(《湿热论》第十九条)

本案所涉及的温病学专业知识有哪些?其蕴含的思政元素是什么?

二、教学设计与实施过程

(一)教学方法

1. 课堂讲授法 对本案中涉及的重点、难点知识内容,通过深入浅出、通俗易懂的语言加以阐述,使学生掌握白苔的辨治。如"胃燥气伤""甘守津还""上者上之"等。

2. 启发式问题法 采用设问方式引起学生对教学内容的关注和思考,如《温热论》提出不同类型白苔的原因包括哪些? 如何辨治? 如何理解"甘守津还""上者上之"?

3. 情景案例法 通过本案引出辨舌苔的主题,导入情境式教学,以案例及讨论评述的方式讨论不同类型白苔的特点及治则,让学生在案例探究中深入理解白苔,激发学生的学习兴趣。

4. 联系比较法 通过对比不同类型白苔的特点及治则,如薄白苔寒热性质的区别,白苔厚薄津气耗伤的轻重、初病舌干的神志特点等,对白苔的知识要点进行学习,使学生能前后对比,一目了然。

5.求知探究法　温病学不仅是一门新的课程,同时也是综合性较强的一门课程,是对前期所学《黄帝内经》《伤寒论》《金匮要略》等内容的总结与升华,利用学生求知欲强的特点,应用求知探究的教学方法,引导学生对知识点进行归纳,同时启发学生的创新思维。如《伤寒论》《金匮要略》中是如何养胃阴的? 与《温热论》提到的"甘守津还"有无区别?

6.翻转课堂法　以中国大学慕课温病学线上课程温病的诊法为基础,以本案引入温病学辨舌苔的内容,鼓励学生积极参与讨论,实现翻转课堂教学方法,强化互动。

以上常用教学方法,根据实际需要灵活选用,亦可综合运用。

(二)实施过程

1.创建情境,导入课程　通过列举临床案例,引出辨舌苔认证施治的内容,通过对临床案例的分析讨论,激发学生学习兴趣和学习欲望,探讨温病学辨舌苔的独特特点。

具体教学中可以案例式、问题式导入新课,如辨舌包括哪些内容? 舌苔有何分类? 不同舌苔在温病中的辨证意义是什么? 如何辨治? 如何辨舌质? 舌质与舌苔反映的病变层次有何不同? 结合生活中亲历的发热,谈谈对舌苔的认识(让学生带着问题学习)。

思政问题导入,结合《温热论》《湿热病篇》《温病条辨》论舌的相关原文,强调辨舌在温病临床诊断中的重要性和关键性。作为望诊的重要内容,通过辨舌辨别疾病性质、病变深浅及邪正盛衰并正确施治,建立在长期临床实践基础上,是温病学家丰富临床经验的体现,让学生意识到学习是一个长期的、持续的过程,具备刻苦学习的毅力,在读经典同时,早临床、多临床,理论联系实际,才能提高临床素养。

2.学古论今,课堂翻转　中医诊断学课程是在温病学之前先行开设的课程,且舌诊是望诊中的重要内容之一,《黄帝内经》《伤寒论》《金匮要略》等已学习完毕,学生对脏腑生理特点、病理变化以及临床论治已具备一定理论基础。本节以中国大学慕课温病学线上课程"温病常用诊法"为基础,结合前期课程相关内容并引入讨论,成功实现翻转课堂。如胃的生理特点是什么? 如何治胃? "胃燥气伤",为何应"甘守津还"? 学生发表自己的理解,引进课堂讨论,实现从中医诊断学仅认识舌苔的层面上升到辨治层次,学古论今,为后续教学奠定基础。

具体教学设置时,教师可根据自己的教学风格,灵活选择不同的方式导入教学内容,明确学习辨白苔的临证意义。

思政问题分析,从白苔的辨治入手,结合《湿热病篇》《温病条辨》中有关白苔的治法,了解并学习古代医家在辨治外感发热性疾病中抓典型症状的认证方法,这是温病医家在继承前人临床经验基础上,结合自身临床经验总结归纳的临证辨治要诀。让学生学习古代医家见微知著的洞察能力,同时由局部联系整体,从辨舌落实到脏腑整体观念,培养中医辨证思维,进而激发学生学习中医专业知识的热情。

三、教学效果

(一)教学目标达成度

本案例学习了辨白苔的基本知识,授课过程中运用了知识讲解、问题启发、情景案例、联系比较、探究学习、翻转课堂等多种手段,使学生学习的积极性得到较大提高。辨舌苔的内容与中医诊断学的不同之处在于,中医诊断学重在认识舌苔,温病内容则在辨识舌苔的基础上让学生学习如何通过舌苔特点判断邪正的盛衰及疾病所处阶段,同时指导临床治疗。通过多种教学手段结合思政,引导学生自主参与学习过程,达到预期教学目标,同时激发并增强学生对温病学课程的学习热情,通过临床案例,让学生体会学以致用,进而实现课程知识目标和思政目标。

(二)教师的反思

温病的诊法是在中医诊断学四诊内容基础上,结合温病特点而形成的独具特色的诊断方法,舌诊更是临床反应温病病因、病证性质、邪正消长、分析病变趋势的重要依据,是临床温病辨证施治的重要环节。教学过程中,应打破学生认识舌苔的表浅层面,解决其不知其所以然的深层次问题,提高学生对本章节的重视程度,激发学习的积极主动性。通过多种教学手段,以直观、清晰的方式向学生展现辨舌的重要性,突出重点、突破难点,引导学生自主参与学习过程。在教学过程进行中也可能有一定的不足,如少数学生缺乏学习的主动性,习惯当观众,不主动探索,在以后的教学中应加强引导,合理编排,争取把全体学生的学习积极性调动起来。

(三)学生的反馈

启发式问题导入、情景案例讨论、联系比较、翻转课程等教学方法使教法更加丰富,有利有活跃课堂气氛,最大程度发挥学生学习过程中的主体地位,调动学习积极性、主动性和创造性,加深学生对温病辨舌的理解和认识。相对而言,学生课堂气氛活跃,注意力高度集中,反馈较好。

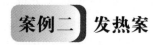

案例二 发热案

一、案例

[病者]赵媪,年五十余岁,住省城。

[病名]湿疟。

[原因]夏日恣饮冰水,秋间偶感风寒,致成疟疾。

[症候]先寒后热,寒多热少,寒则战栗不已,热则渴不喜饮,心中郁闷,呕吐清水不止,脉象沉细,舌苔白腻。医家不察其源,再三用小柴胡汤治之,徒伤胃气,故愈吐愈渴,愈饮愈吐,而疟疾转剧。

此案病人发热表现为寒热往来,为何用小柴胡汤而不效?其蕴含的思政元素有哪些?

二、教学设计与实施过程

(一)教学方法

1.联系比较法　以本案为例,结合《伤寒论》少阳病相关内容,比较少阳病与温病现寒热往来的病机异同点以及临床辨治用药的区别。

2. 启发式问题法　本案病人现寒热往来,为何用小柴胡汤无效并加重? 从问题入手,展开课堂内容。

3. 课堂讲授法　对寒热往来基本病机总结归纳,同时结合《伤寒论》与《温热论》第七条条文展开讲解。

4. 求知探究法　对于寒热往来的发热类型,临床应如何辨治? 温病中出现此热型病机如何? 如何治疗?

5. 翻转课堂法　以中国大学慕课温病学线上课程为基础,以本案引入温病常见热型的学习,采用讨论互动式教学,实现翻转课堂。

(二) 实施过程

1. 前后对比,导入课程　从仲景《伤寒论》小柴胡汤八大主证入手,首先引导学生复习《伤寒论》相关内容,再与温病现寒热往来病机与治法作对比,引出本章相关内容,并总结归纳寒热往来的病机,通过融会贯通、比较归纳,激发学生学习兴趣,从而由浅入深学习温病常见症状。

具体教学中可用问题或提问等方式导入新课,如《伤寒论》六经发热的特点是什么? 少阳病出现寒热往来如何辨治? 温病中出现寒热往来其病因病机是什么? 可否能用小柴胡汤予以治疗? 为什么?

思政问题导入,结合《伤寒论》六经发热的特点,贯穿中医学发展过程中传承与创新的基本理念,坚持一切从实际出发,树立科学精神,深刻理解温病学理论的贡献,激发学生的民族文化认同和家国情怀,从而树立爱党爱国思想、立志学好中医、为人民健康服务的学习目标。

2. 案例讨论,导入课程　从本案中蕴含的相关知识入手,结合问题,导入课程。如为什么"夏日恣饮冰水,秋间偶感风寒"会致发疟疾?《黄帝内经》中对此可有论述? 为何屡用小柴胡汤而不效? 如何辨证? 临床如何处理?

具体实施过程中,可以本案中所述内容为依据,设置问题并展开讨论,进而学习温病学家临床如何根据症状辨证论治。讨论后教师总结,寒热往来既可见于少阳病,亦可见于湿热类温病,因湿热阻滞三焦而现寒热往来,如《温热论》第七条所述即是在比较伤寒少阳病与湿热阻滞三焦基础上,论述辨治湿热的分消走泄法,补充完善了和法的内容。

思政问题导入,不同发热类型是辨别温病病因病机、病变阶段、邪正盛衰的重要依据,温病学家在临床上总结归纳了常见热型的辨证特点与临床意义,完善了外感热病的辨证理论,展现出守正创新的学术传承特点。通过本章内容学习,了解湿热类温病亦可见寒热往来,其治法与伤寒有别;其次是培养全局意识,临证时不能拘于一证一脉,需症、舌、脉互参,综合考虑,方能提高辨证准确性。

三、教学效果

(一) 教学目标达成度

本案学习了温病学常见发热类型的相关知识,授课过程中运用了问题启发、情景案例、联系比较、探究学习、翻转课堂等多种手段。温病学发热类型较多,结合思政,引导学生参与学习过程,可以达到预期教学目标,使学生掌握温病学常见发热类型的辨治,同时激发学生对温病学课程学习的积极性,在当今新发、突发传染病日益增多的情况下,使学生意识到学好温病学,可提高临床辨治外感发热性疾病的能力,进而增强专业自信,牢固专业思想,做好中医文化传承者和创新者。

（二）教师的反思

发热是温病的主证,学习温病学常见发热类型是临床辨治温病的关键。在教学过程中,要注意前后联系,通过多种教学手段和方法,提高学生主动学习的积极性。通过案例导入的方式向学生展现不同热型临床辨治思路,清晰阐释其机制,引导学生自主参与学习过程。对教学过程中存在的不足,如翻转课堂的难度和学生缺乏学习主动性等问题,要循序渐进进行引导,最终把学生主动学习的积极性调动起来。

（三）学生的反馈

从临床案例入手,以问题导入、案例讨论、联系比较、翻转课程、总结归纳等方法,主要目的是调动学生学习的积极性、主动性和创造性,通过对温病常见发热类型的学习,鼓励学生积极参与,各抒己见,完成学习目标。对于教学中的不足之处,根据学生的具体反馈信息,改进教学手段,提高课堂教学效果。

案例三 叶天士、吴鞠通论斑疹

一、案例

前言辛凉散风,甘淡驱湿,若病仍不解,是渐欲入营也。营分受热,则血液受劫,心神不安,夜甚无寐,或斑点隐隐,即撤去气药。如从风热陷入者,用犀角、竹叶之属;如从湿热陷入者,用犀角、花露之品。参入凉血清热方中。若加烦躁、大便不通,金汁亦可加入。老年或平素有寒者,以人中黄代之,急急透斑为要。（《温热论》第四条）

太阴温病,不可发汗,发汗而汗不出者,必发斑疹,汗出过多者,必神昏谵语。发斑者,化斑汤主之;发疹者,银翘散去豆豉,加细生地、丹皮、大青叶,倍元参主之。禁升麻、柴胡、当归、防风、羌活、白芷、葛根、三春柳。神昏谵语者,清宫汤主之,牛黄丸、紫雪丹、局方至宝丹亦主之。（《温病条辨·上焦篇16条》）

案中有哪些斑疹的基本理论和基本知识?其蕴含的思政元素突出表现在哪些方面?

二、教学设计与实施过程

（一）教学方法

1.联系比较法 结合历代医家对斑疹病因病机及辨证论治的理论,比较温病学家对斑疹病因病机、病变阶段和防治思想的认识,理解温病发病过程出现斑疹的原因、临床辨证意义及治疗大法。

2.课堂讲授法 对案中所涉斑疹内容总结归纳。如案中斑疹病因、病位、治法、代表方、治禁、兼证等。

3.启发式问题法 温病传变过程出现斑疹的辨证意义是什么？如何辨识斑疹？斑疹如何辨治？斑疹是否皆为热证？

4.求知探究法 结合温病学家对斑疹的相关论述,如何辨别斑疹的轻重？顺逆？其辨证意义是什么？如何辨治？

5.翻转课堂法 以中国大学慕课温病学线上课程为基础,引入斑疹相关内容,用讨论互动式教学方法,实现翻转课堂。

（二）实施过程

1.设置问题,导入课程 本案是叶天士与吴鞠通论述斑疹的主要文献,案中论述了斑疹在温病传变过程中的辨证意义、病因、治法、代表方药及用药禁忌等,集中反映了温病辨治斑疹的特点。以本案为基础,设置问题,导入课程,学习斑疹相关内容,深刻理解温病学辨治外感发热性疾病危重证候的经验,激发学生自立自强、刻苦学习的精神。

具体实施过程中根据案中所述,以问题或提问等方式导入新课,如温病传变过程中出现斑疹的意义是什么？斑疹形态特点有何不同？如何治疗斑疹？吴鞠通治疗斑疹的方药与叶天士治则是否相同？为何禁升麻、当归、三春柳等药物？

思政问题导入,结合案中对斑疹的认识,了解斑疹多是温病传变过程中的危重证候,引出中医学在治疗危急重症方面的优势与成就,结合新冠疫情期间中医学取得的临床疗效,了解中医救治危急重症的方法,从而确立专业认同感,激发学生的学习信心,加强文化自信。

2.案例讨论,导入课程 从解析条文入手,以问题讨论方式,导入课程,讨论斑疹相关内容,完成学习内容。如斑疹多见于卫气营血哪个阶段？除清热凉血这一基本治则之外,有其他治疗方法吗？在临床中遇到斑疹是否都是热证？

教学实施过程中,以案中所及内容,以问题方式展开讨论。从案中所述斑疹辨证意义、治则、治法及治禁等方面展开教学。学习温病学家辨识、治疗斑疹及判断疾病顺逆的方法。

思政问题导入,斑疹是温病发展过程中的危重证候,在外感热病辨治时应予以高度重视,灵活辨治。首先对于斑疹病因,不可一概认为皆是热证,须详加辨别;其次是斑疹治疗,法无定法,在遵循一般治疗基础上应结合临床实际灵活变化;再次是科学精神,即从临床实际出发,学温不远寒,用药不偏颇,开阔思维。

三、教学效果

（一）教学目标达成度

通过本案,学习斑疹相关知识,授课中灵活运用问题启发、情景案例、联系比较、翻转课堂等手段。温病传变过程中出现斑疹多提示邪热深入营血,病情急重,温病学家经过长期临床实践,形成了系统的辨治斑疹的理论。通过学习,激发学生课程学习的主动性,使学生认识到学习温病学是临床的需要、时代的需要、成才的需要,从而成为坚定的中医文化传承者和中医学术创新者。

（二）教师的反思

温病辨斑疹的内容是温病学家理论与临床经验的总结,是中医学辨治外感热病急危重症理论的重要组成部分,是中医学治疗危急重证的集中体现。学习温病辨斑疹的基本理论知识,对指导今天临床辨治常见传染性出疹性疾病如手足口病、疱疹性咽峡炎等具有现实指导意义。教学中要注意前后联系,灵活应用多种教学手段和方法,以提高学生主动学习的积极性为主,引导学生自主参与后绪学习。教学过程中存在的不足,要注意培养学生自主学习的能力,在后续教学中渐次解决,以学好温病学课程为最终目标。

（三）学生的反馈

案例反映的温病学知识有一定难度,且综合性较强,学生独立从案例中探究温病学的基本知识有一定困难,需经前后对比,辅以教师解析才能掌握部分案例内容。根据学生具体学情,在教学过程中设置相应难度的问题并展开讨论,才能最大限度充分调动学习的主动性和创造性。通过对温病辨斑疹内容的学习,学生可对斑疹有较全面了解,同时鼓励学生各抒己见,展开讨论,完成学习目标。教学中存在的不足,根据学生反馈信息,改进教学方法,提高课堂教学质量。

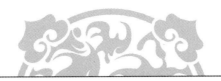

第五章　温病辨证

　　卫气营血辨证和三焦辨证是温病的辨证方法。卫气营血辨证由清代的温病学家叶天士提出并有效指导着温病临床实践。叶天士说"大凡看法,卫之后方言气,营之后方言血",从而把温病分为卫分证、气分证、营分证和血分证四个阶段,标明了卫气营血病机的浅深层次及轻重程度,使温病的辨证过程更为精细、准确。在论述卫气营血的浅深层次后,叶氏继而又确定了各个层次的治疗大法。

　　三焦辨证由清代温病学家吴鞠通所倡导,吴氏在继承前人理论和证治经验的基础上,通过丰富的临床实践,深刻地体会到温病的发生发展与三焦所属脏腑的病机变化有密切关系,在温病过程中,脏腑的传变有一定规律,并可用三焦进行归纳,从而创立了温病三焦辨证理论,即以肺与心包为上焦,脾与胃为中焦,肝与肾为下焦。在这一基础上又提出了三焦的治疗原则,形成了一整套的温病辨证治疗体系。同时,提出了温病的发病和传变规律。吴氏认为:"上焦病不治,则传于中焦,胃与脾也。中焦病不治,即传下焦,肝与肾也。始上焦,终下焦。"制定了温病在上中下三焦阶段的治疗用药原则,即"治上焦如羽,非轻不举;治中焦如衡,非平不安;治下焦如权,非重不沉。"

一、教学目标

(一)知识目标

1.掌握"卫气营血"和"三焦"各阶段的病理特点和主要证候。

2.熟悉卫气营血辨证和三焦辨证的临床意义和临床运用规律。

3.了解温病辨证的基本概念和内容。

(二)能力目标

1.通过对卫气营血辨证和三焦辨证方法的学习,掌握温病辨证方法,提高学生的临床辨证思维。

2.通过医案分析,培养学生发现问题、分析问题、理论知识运用能力、利用信息资源能力和自主学习能力。

3.通过对卫气营血辨证、三焦辨证方法的学习,提高学生对感染性、传染性、温热性疾病临证思辨能力。

（三）思政目标

1.通过对《黄帝内经》中卫气营血和三焦的生理功能回顾,结合《伤寒论》中卫气营血病理特点学习,历代医家临证中对卫气营血辨证和三焦辨证方法的应用,突出文化传承,培养学生中医文化自信和创新探索精神,激发学生热爱中医、热爱本专业并为之奉献终生的工匠精神。

2.通过对叶天士、吴鞠通温病辨证方法以及对温病学的学术贡献的学习,结合医家成长成才的家庭背景、社会背景、学术渊源,体现守正创新精神,即在继承家学的基础上,结合临证实践,不断学习、不断探索、不断创新,激发学生对祖国传统文化和祖国医学的热爱,增强学生的文化自信。

3.通过对卫气营血辨证和三焦辨证规律的学习,和伤寒六经辨证相鉴别;通过对温病传变规律的认识和伤寒不同,论述治法和伤寒大异,创立卫气营血辨证和三焦辨证方法,从而培养学生的科学质疑精神和科学探索精神,培养学生的自学能力,提高学生的临证能力。

二、思政元素分析

（一）文化传承与创新精神

叶天士在温病学上的贡献是创立了卫气营血辨证纲领,丰富了中医对外感热病的辨证内容。其学术渊源可追溯到《内经》《伤寒论》等经典著作中有关"营卫气血"的论述。叶氏依据温病病机演变的规律性及病程发展的阶段性特点,结合《内经》及历代医家有关营卫气血的论述和自己的实践体会,将营卫气血理论引申发挥,形成了卫气营血辨证理论。叶天士用以阐明温病过程中的病理变化、病变的浅深层次、病变过程的先后阶段,确定证候类型及指导温病的治疗。叶氏创立卫气营血辨证纲领,受到《伤寒论》的启示。温病卫气营血辨证纲领,也受到《伤寒论》六经分证的影响。《伤寒论》将外感病分为太阳、阳明、少阳、太阴、少阴、厥阴六种不同的证候类型,借以说明病邪由表入里,由浅入深的不同传变层次,卫气营血辨证纲领与其精神是一致的。

《温病条辨》传承前贤理论,创立三焦辨证体系。吴氏诊治温病,学有所本,渊源有自。首先源于《内经》。根据《内经》"风淫于内,治以辛凉"治疗外感风邪的原则,创立了治疗温病的银翘散之类的辛凉方剂。其次继承《伤寒论》《金匮要略》。著书体例以三焦为纲,病名为目,但不少条文仍冠以六经之名,受《伤寒论》六经分证影响颇深。治疗上,采用了《伤寒论》和《金匮要略》的许多方剂。如白虎汤、麻杏石甘汤等。再次,三焦治则秉喻嘉言三焦分治理论,受叶天士温病理论影响,继承中有发挥。喻嘉言提出:"上焦如雾,升而逐之,兼以解毒;中焦如沤,疏而逐之,兼以解毒;下焦如渎,决而逐之,兼以解毒",喻氏在这里讲的就是三焦的治法。受其启发,吴氏提出"治上焦如羽,非轻不举;治中焦如衡,非平不安;治下焦如权,非重不沉"的三焦治则理论。《温病条辨》中不少重要论点是受叶氏启迪而产生的,如《临证指南医案》中云:"吸入温邪,鼻通肺络,逆传心包"。吴氏提出"肺病逆传,则为心包"是对叶天士学说的继承和发挥。从吴又可、喻嘉言、叶天士、吴鞠通等医家的论述中可以明显看出,明清时期温病代表医家经历了从用伤寒方无法解决的外感热病到创立温病卫气营血、三焦辨证来解决温热病的问题,用古法而不拘泥古方,是温病学派传承精华,守正创新的生动实践。

(二)务实求真与科学精神

卫气营血四个阶段真实反映了温病的传变规律,叶天士的卫气营血辨证方法用于辨证温病切合临床实际。卫气营血分布的表里层次差别和化生的先后不同,引申说明温病病变的层次、阶段,以及病情轻重程度。因此,可根据卫气营血功能的失调,判断病变性质,确定证候类型。当温邪侵犯人体,就产生了卫分证、气分证、营分证、血分证。卫分证是指温邪初犯人体肌表,导致卫气功能失调而引起的一种证候类型。气分证是指病邪入里,影响人体气的生理功能所产生的一类病变。凡病邪由表入里而未入营动血的一切病证,皆属气分范围。由于病变的所在部位有在胃、脾、肠、胆、胸膈等不同,深入气分的病邪也有温热、湿热的区分,所以其证候表现也各有区别。营分证是指热邪深入,劫灼营阴,扰乱心神而产生的一个证候类型。血分证是指热邪深入,引起耗血动血之变而产生的一种证候类型。

三焦辨证中的上、中、下三焦分别代表了人体胸腹内各种脏腑的病变范围,上焦证主要包括手太阴肺与手厥阴心包的病变,邪在肺经,多为疾病的初起阶段。上焦温病一般属于发病初期,当温邪初犯肺卫时,若感邪轻而正气抗邪有力,则邪可从表而解;如感邪重而正气虚者,温邪由表入里,肺气大伤,严重者可导致化源欲绝而危及患者生命。若患者心阴心气素虚,肺卫之温邪可内陷心包,甚至导致内闭外脱而死亡。邪在中焦主要为胃、脾、肠的病变,一般属温病的中期或极期。治疗得当,尚可驱邪外出而解;但若邪热过盛或腑实严重,每可导致津液或正气大伤,甚则引起真阴耗竭,或湿热秽浊阻塞机窍,均属危重病证,可以危及生命。邪在下焦主要为肝、肾的病变,属温病的后期阶段,多为邪少虚多之候。病情虽已缓解,但因阴精已大衰,所以病情仍然较重。若正气渐复,驱除余邪外出则可逐渐向愈。但若阴精耗尽,阳气失于依附,则可因阴竭阳脱而死亡。卫气营血和三焦的证候反映了温病发生发展过程,体现了温病学家务实求真的科学精神。

(三)治学严谨与大医情怀

叶天士和吴鞠通不仅在温病学学术方面做出了卓越贡献,创立了卫气营血辨证和三焦辨证,在治学和医德方面也是杏林楷模,为医榜样。叶天士医术精湛,誉满海内,对于关系人命生死的医生这个职业,他既珍惜又谨慎,以极其负责的态度对待。叶氏不仅学验俱丰,且医德高尚。《叶香岩传》谓其"以患难相告者,倾囊拯之,无所顾籍"。这种急人所困,助人为乐的医德医风,是难能可贵的,为后人所敬重和传颂。吴鞠通治学严谨,虚心好学,唯恐识力不够,贻误病人,为后人树立了楷模。虚心好学,确是吴氏治学的一大美德。吴氏为人耿直,乐善好施,并且在关系到病人生死的关键时刻,能力肩重任而不推诿,竭力救治,从而赢得广大病人的信任和爱戴。

案例一 叶天士论"暑热必挟湿"

一、案例

杨（二八）暑热必挟湿。吸气而受，先伤于上……面赤足冷，上脘痞塞，其为上焦受病显著。缘平素善饮，胃中湿热久伏，辛温燥烈，不但肺病不合，而胃中湿热，得燥热锢闭。下利稀水即协热下利。故黄连苦寒，每进必利甚者，苦寒以胜其辛热，药味尚留于胃底也，然与初受之肺邪无当。……气分窒塞日久，热侵入血中，咯痰带血，舌红赤，不甚渴饮。上焦不解，漫延中下，此皆急清三焦，是第一章旨。故热病之瘀热，留络而为遗毒，注腑肠而为洞利，便为束手无策。再论湿乃重浊之邪，热为熏蒸之气，热处湿中，蒸淫之气，上迫清窍，耳为失聪，不与少阳耳聋同例。青蒿减柴胡一等，亦是少阳本药，且大病如大敌，选药若选将，苟非慎重，鲜克有济。议三焦厘清，治从河间法。（初三日）

飞滑石、生石膏、寒水石、大杏仁、炒黄竹茹、川通草、莹白金汁、金银花露（《临证指南医案·卷五·暑》）

本案所涉及的温病学专业知识有哪些？其蕴含的思政元素是什么？

二、教学设计与实施过程

（一）教学方法

1. 启发式问题法　采用设问方式引导学生回顾三焦辨证的内容，充分发挥学生的主动性和积极性。如三焦传变的规律是什么？在本案例中是如何体现的？

2. 课堂讲授法　对三焦辨证和所用案例中涉及的知识点，以通俗易懂的语言阐述，理论和实践相结合，帮助学生加深对有关温病辨证基础知识的理解。

3. 情景案例法　通过《临证指南医案》论暑热必挟湿案例引出主题，导入情境式教学，该案例表现极其复杂，涉及上中下三焦脏腑病变，以案例及讨论评述的方式讨论该案例病情传变的规律，让学生在案例探究中深入理解三焦传变涉及的脏腑关系、理论结合实践，激发学生的学习兴趣，培养学生临床辨治温病的思维能力。

4. 前后联系法　回顾前面第三章温病的病因里有关暑湿病邪"弥漫三焦"的致病特点，结合医案中体现的上焦受病，漫延中下的详细描述，是理论在实践中的具体验证。通过回顾病因致病特点，巩固对辨证方法的认识；通过案例，又对后面还未学习的暑湿篇进行了预习，知识体系一脉相承，反映了理论对实践指导的重要性。

以上常用教学方法，根据实际需要灵活选用，亦可综合运用。

（二）实施过程

1. 设立问题，导入课程　以线上学习为基础，通过课堂派软件随机提问前期学过的三焦辨证有关的内容，学生回答问题，教师介绍在不同时期医家对三焦的不同认识。通过提问复习温病的病因，学生回答问题，教师强调引起卫气营血和三焦证候的临床常见原因即温邪的侵入,并以此引入临床常见温病的证候,让学生讨论病位、病性、病程阶段和发病特点,并陈述辨证依据,从而引出温病的辨证新课。结合近两年认识的传染病(上焦肺系为主,影响到中焦胃肠)知识,谈谈三焦辨证方法的具体运用(让学生带着问题学习)。

问题导入法,符合学生喜欢探究新奇事物的特点,有利于激发学生的学习兴趣。

2. 引经据典,触类旁通 本节以中国大学慕课温病学线上课程"三焦辨证"为基础,结合温病学发展史中医学家对三焦理论的重要贡献,起源于《内经》,发展于温病学派,如吴又可、叶天士、喻嘉言等相关理论,完善于吴鞠通,从而激发学生的民族文化认同、建立中医文化自信,热爱祖国。

在吴鞠通《温病条辨·暑温伏暑》中,吴鞠通论述了"三石汤"证,这个方就来源于叶天士上述医案,吴鞠通把其作为暑温的一个证型,并把叶氏所用之方定名为三石汤。通过温病学学术脉络的梳理,结合学生对三石汤方证的背诵和掌握,使学生恍然顿悟,兴致顿起,前后联系,讨论热烈,激发学生阅读中医古籍、热爱中医古籍的兴趣。学习古代医家在温病学发展过程中的文化传承与创新精神。同时,在学习温病辨证的过程中,也认识了暑湿病的特点,知识横向联系,举一反三,触类旁通。

三、教学效果

(一)教学目标达成度

本案例学习了温病学辨证方法,授课过程中运用了问题启发、知识讲授、情景案例、"瞻前顾后"、联系比较等多种手段,有效提高了学生学习的积极性。卫气营血辨证和三焦辨证是温病学的辨证方法的核心,属温病学学习内容中的重点知识结构,涉及内容多,结合思政,引导学生自主参与学习过程,达到预期教学目标,不仅使学生掌握了温病学辨证方法的基本理论和学术观点,同时激发了学生对温病学课程以及中医经典课程的学习热情,并认识到中医学的传承和创新自古就有,继承中医传统文化,发展创新传统文化是每一代中医人的历史责任,从而实现课程知识目标和思政目标。

(二)教师的反思

温病学的辨证方法不仅于外感病,于临床各科都有着广泛的指导意义,对掌握温病学的产生与临床实际应用有很强的指导意义和学术价值。这部分内容学生在中医诊断学这门课学习中接触过,但印象淡漠,概念不清晰。通过综合运用多种教学手段,结合古代中医学家的重大理论与实践贡献以及他们的医案分享,引导学生自主参与学习,享受自主学习获得的成就感,增加对传统医学的认同感。在教学过程进行中也可能有一定的不足,不同专业的学生中医基础掌握程度不同,对该课程了解不够,配合度不高,比如原著的背诵,出现不在乎,背不会,少付出的个别情况,应需根据具体情况区别对待,促进授课效果。而不乏喜欢经典课的学生,但因为人数多不能每个都得到老师关注和重视。

(三)学生的反馈

启发式问题导入、情景案例讨论、联系比较等教学方法有利于充分发挥学生学习过程中的主体地位,调动学习积极性、主动性和创造性,加深学生对温病学辨证方法的理解和认识。相对而言,学生课堂气氛活跃,注意力高度集中,反馈较好。但因为专业底子不同,案例分享要难易适中,切合教材内容,有利于温病知识体系的统一性。对于教学过程中的不足之处,课后应根据学生的具体反馈信息,积极改进教学方法,提高教学效果。

案例二 章虚谷论卫气营血

一、案例

仲景辨六经证治,于一经中皆有表里深浅之分……若温病邪从手经而入,与伤寒不同,其始皆有营卫则同,其后传变则异,故先生于营卫又分气血之浅深,精细极矣。凡温病初起,发热而微恶寒者,邪在卫分;不恶寒而恶热,小便色黄,已入气分矣;若脉数舌绛,邪入营分;若舌深绛,烦扰不寐,或夜有谵语,已入血分矣。邪在卫分,汗之,宜辛平表散,不可用凉。清气热方可用辛凉,若太凉,反使邪不外达而内闭,则病重。故虽入营,犹可开达转出气分而解。倘不如此细辨施治,动手便错矣。故先生为传仲景之道脉,迥非诸家之立言所能及也。(《医门棒喝·卷六》)

案中所论对温病学卫气营血辨证方法有何发展?其蕴含的思政元素有哪些?

二、教学设计与实施过程

（一）教学方法

1. 联系比较法　结合叶天士论卫气营血的相关理论,比较不同医家对温病辨证理论认识的不同,体会卫气营血辨证理论不断发展完善的过程。

2. 启发式问题法　本案所论与《温热论》和《温热经纬》论卫气营血有何异同?章虚谷、王孟英温病治法的贡献有哪些?如何理解案中所论"在卫汗之可也"的内涵?

3. 课堂讲授法　对案中所涉及卫气营血的重点难点进行精讲并总结。

4. 求知探究法　通过联系比较,讨论章虚谷所论理论有何优缺点?如何评价?

5. 翻转课堂法　以中国大学慕课温病学线上课程为基础,以本案引入温病学发展时期不同医家的学术观点,采用讨论互动式教学,实现翻转课堂。

（二）实施过程

1. 温故知新,导入课程　用启发式提问的教学方法,回顾叶天士《温热论》对卫气营血辨证的论述,从传变规律、临床表现、治疗原则和用药等方面,学习与章虚谷所述内容做对比,并引出后来王孟英对叶氏、章氏二人观点的比较和阐释,来理解温病学发展过程中对温病各阶段临床表现、治疗原则的理论变化。

思政问题导入,结合清代不同医家对卫气营血辨证的理论认识不断完善和补充,反映出中医理论的传承与创新,从实践出发,本着实事求是的科学精神,激发学生的民族文化认同和家国情怀,从而树立爱党爱国思想、立志学好中医、为人民健康服务的学习目标。

2. 案例讨论，导入课程　从案中蕴含的相关知识入手，结合问题，导入课程。如叶天士提出温病卫气营血的传变规律，治疗原则，但对各个阶段的证候并未逐一具体论及，章氏论述了卫气营血证候类型的主要见证、治法及其注意点，补足原文之缺，对临床甚有指导意义。但章氏"邪在卫分，汗之，宜辛平表散，不可用凉"的说法，王孟英认为此说不够妥当，故在《温热经纬》中引用时改为"邪在卫分，汗之，宜辛凉轻解"。根据邪在卫分的证候性质来看，其见解较为合理。

具体实施过程中，以案中所述内容为依据，设置问题并展开讨论。要求学生广泛阅览，查阅相关内容。从本案中所述理论传承与创新、治疗方法的认知不断完善等方面展开教学。讨论后教师总结，如根据叶天士所述"在卫汗之可也"所受争议，不同医家有不同理解，但叶氏是根据温病发病特点而设，强调的是辛凉轻解，完全脱离伤寒论治法。且整个传变过程中的治疗强调透邪外出的理念，不可早用或过用寒凉，更不可独用辛温。

思政问题导入，明清时期是温病学理论逐步成熟时期，不同的医家根据自己的临证实践，纷纷提出自己的观点，但以叶天士为代表的温病学家对温病学辨证理论都有不同程度的学术贡献，作为师从叶天士的章虚谷自然有自己独到的见解，补充完善卫气营血证候，但不足之处也可见一斑，王孟英对章氏治法质疑并纠正。无论如何，学术传承的脚步不息，而大胆创新，勇于质疑的科学精神更让后人随步敬仰。求真、固本、发展、创新是这个时期的一个特点，故而温病学发展达到一个高峰。这种尊重事实，扎根临床实践的局面对于对学生建立创新思想、开拓创新思维具有积极意义。

三、教学效果

（一）教学目标达成度

本案学习了温病学辨证方法的相关知识，授课过程中运用了问题启发、情景案例、联系比较、探究学习、翻转课堂等多种手段。引导学生在温故知新的学习方法中，结合思政，加深理解，增进共识，使学生明白，学好温病学有助于掌握温病学家们的学术理论渊源，坚定中医文化传承和创新。可以达到预期教学目标。

（二）教师的反思

卫气营血辨证理论的创立，奠定了叶天士作为温热大师的基础，结合丰富的临床实践，使得该理论成为温病辨证方法的核心内容之一，深受后世敬仰。在叶论基础上，后世既传承了其理论精髓，又不断创新发展，使其更加完备。在教学过程中，要注意前后联系，通过多种教学手段和方法，引导学生自主参与学习，提高学生主动学习的积极性。不同专业基础掌握度不同，可因人而异综合运用多种教学方法，进行案例实训，提升学生的理解能力，促进学生的学习中医经典的兴趣。

（三）学生的反馈

从案例入手，以问题导入、案例讨论、联系比较、翻转课程、总结归纳等方法，主要目的是调动学生学习的积极性、主动性和创造性，在不断接触温病学原著的过程中，学生感觉走进了叶天士、章虚谷、王孟英等，和他们隔空对话，各抒己见，活跃课堂气氛，完成学习目标。对于教学中的不足之处，根据学生的具体反馈信息，改进教学手段，提高课堂教学效果。

案例三　吴鞠通论下法

一、案例

阳明温病,下之不通,其证有五:应下失下,正虚不能运药,不运药者死,新加黄龙汤主之。喘促不宁,痰涎壅滞,右寸实大,肺气不降者,宣白承气汤主之。左尺牢坚,小便赤痛,时烦渴甚,导赤承气汤主之。邪闭心包,神昏舌短,内窍不通,饮不解渴者,牛黄承气汤主之。津液不足,无水舟停者,间服增液,再不下者,增液承气汤主之。

[方论](新加黄龙汤)此处方于无可处之地,勉尽人力,不肯稍有遗憾之法也……(《温病条辨》卷二·中焦篇)

案中有哪些温病学基本理论和基本知识?其蕴含的思政元素突出表现在哪些方面?

二、教学设计与实施过程

(一)教学方法

1. 联系比较法　以本案为例,比较《伤寒论》和吴鞠通对外感病下法的理论和实践认识,也可以结合叶天士《温热论》所述下法内容,理解外感热病下法理论的不断完善过程。

2. 课堂讲授法　对案中所述温病下法各证的具体原因进行精讲,如案中新加黄龙汤证的形成原因等。

3. 启发式问题法　本案所论下法与《伤寒论》阳明病下法有何异同?形成各证的具体原因和临床表现分别是什么?如何理解诸多下法兼证的治疗原则?比如"两少阴合治法"如何理解?

4. 求知探究法　结合吴又可、叶天士等温病学家对外感病下法的论述,对吴鞠通所论温病下法的具体内容有何看法?对明清时期外感热病下法理论有什么贡献?

5. 翻转课堂法　以中国大学慕课温病学线上课程为基础,引入温病学形成时期主要医家的学术观点,用讨论互动式教学方法,实现翻转课堂。

(二)实施过程

1. 设置问题,导入课程　本案主要讨论阳明温病使用下法后仍未能通下造成的后果,案中论述了五种下法证候形成的原因,造成的后果,集中反映了中医治疗学理论的一些共性问题,比如汗吐下法的失治误治。

以本案为基础,设置问题,导入课程,学习各下法汤证来源,了解吴鞠通的化裁创新。思政问题导入,深刻理解吴鞠通在面对危重病证时果敢决断、灵活化裁的扎实的专业素养,救人于危难的大医情怀,激发学生自立自强、不畏困难的精神。

2. 案例讨论,导入课程　从案中蕴含的中焦病知识入手,以问题讨论方式,导入课程,讨论吴鞠通中焦病下法是对《伤寒论》下法相关理论的发展和创新,完成学习内容。

如吴鞠通所述下法包含了哪些内容？和伤寒论中下法相关内容比，具体有哪些发展和创新？创制了哪些经验方？

教学实施过程中，以案中所及内容，以问题方式展开讨论。从案中所述下法理论传承与创新、治疗思想、方药组合及应用等方面展开教学。明清时期不同医家的学术贡献，如吴又可、叶天士、吴鞠通等医家对温病学下法理论的发展、创新和贡献。

思政问题导入，明清时期是温病学形成阶段，随着客观病种不断增加，瘟疫流行，坚持一切从临床实际出发，实事求是的原则。在感受温邪，应下失下的前提下，临床上出现了并非单纯的腑实证候，有脏腑同病者，有阴液损伤者，有气阴两虚者，有大小肠同病者，吴鞠通根据不同情况，创制了不同的治法方药。其中，对于危重症的新加黄龙汤证，提出"此处方于无可处之地，勉尽人力，不肯稍有遗憾之法也。"其医者父母心，仁医仁术的大医情怀让人动容，其学术创新精神更是后辈学习的标榜。

三、教学效果

(一)教学目标达成度

通过本案，学习温病学中焦病下法相关知识，授课中运用了问题启发、情景案例、联系比较、翻转课堂等手段。温病学形成时期，以吴又可、叶天士、吴鞠通等医家为代表，将《伤寒论》下法的运用达到一个高峰，创立的诸多方法至今为临床所运用。结合思政，引导学生主动探究，更加全面对比和掌握外感病下法相关理论实践，以达到教学目标。通过学习，激发学生不断探索，不断创新精神，学习医家们医者仁心的大医情怀，培养学生治病救人的职业素养。

(二)教师的反思

温病学下法理论不仅是对《伤寒论》治疗外感热病下法理论的传承，更是在依据临证实践的基础上的完善和创新，对指导今天临床治疗外感病、内伤杂病等都具有重要的指导意义。教学中引经据典，灵活应用多种教学手段和方法，强调学习中医经典的重要性，提高学生主动学习的积极性，引导学生自主参与的主动性。教学过程中存在的不足，针对中医经典基础薄弱的专业，引导培养学生自主学习的能力，增加阅读量，辅导学生深入阅读经典原著，提升理解温病学理论的能力，为将来扎实的实践学习打下良好的基础。

(三)学生的反馈

案例反映的温病学原文联系知识面比较广，学生独立进行前后联系、横向对比有一定难度，需老师在充分备课的前提下良性引导阅读，增加精讲学时，强调课下复习、课前预习的重要性。教学中存在的不足，根据学生反馈信息，改进教学方法，提高课堂教学质量。

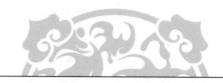

第六章　温病治疗

温病治疗是在温病辨证论治理论的指导下,通过望闻问切总结出温病的证候表现,从而进一步探明其病因病机,并在此基础上确立相应的治疗方法,再选择适宜的方药进行治疗,使患者恢复健康。温邪是导致温病的直接病因,温邪在不同的季节兼有不同的邪气,如风热、暑热、湿热、燥热等,虽然致病特点有所不同,但都耗伤人体正气。因此,温病"祛邪为第一要务",尽早祛除病邪,截断病程,最大限度地减少温邪对机体的损害。叶天士和吴鞠通根据温邪致病的规律分别提出了邪在卫气营血和邪在三焦的治疗原则。关于卫气营血各阶段的治疗原则,叶天士说:"在卫汗之可也,到气方可清气,入营犹可透热转气⋯⋯,入血就恐耗血动血,直须凉血散血⋯⋯"指出邪在卫分阶段用汗法,到气分阶段就要使用清法,热入营分时还要使热邪有外达之机,在血分除了凉血还要注意散血,防止生成瘀血。关于热邪侵入三焦,吴鞠通说:"治上焦如羽,非轻不举;治中焦如衡,非平不安;治下焦如权,非重不沉。"治疗上焦温病要用轻扬宣透的药物以举邪外出;治疗中焦温病要调整脾胃升清降浊的功能平衡,使人体恢复安和;治疗下焦温病要用沉降的药物,使之入下焦,补肝肾,重镇潜阳。卫气营血和三焦的治疗原则高度概括了温病治疗的大纲大法。在这些治疗原则的指导下,历代温病学家在临床中又对温病各类证候的治疗总结出了各种具体的治法。

一、教学目标

（一）知识目标

1.掌握温病卫气营血治则、三焦治则和温病的各种治法。

2.熟悉温病兼夹证治疗和瘥后调理。

3.了解确立温病治法的依据。

（二）能力目标

1.通过教学提高学生对温病卫气营血治则和三焦治则的临床应用能力。

2.培养学生运用温病治法治疗临床疾病的能力。

（三）思政目标

1.教师热爱教学工作,态度认真,备课充分,关爱学生,为人师表。学生学习态度端正,积极配合教师完成"教"与"学"的课堂教学过程。

2.学生学会独立搜索各种学习资源,养成良好的自主学习习惯,并体验自主学习带来的成就感和自豪感。

3.在案例分析过程中,培养学生勤于思考、严谨细心、团结协作的学习习惯,树立理论联系实际,学以致用的学习意识,形成良好的职业道德素质。

二、思政元素分析

（一）国情教育与国家认同

明清时期,疫情频发,其中温病居多。温病起病急骤,传变迅速,病情重,容易出现危重证候,严重威胁着人们的健康。中医先贤以扶危救厄为己任,学习仲景"勤求古训,博采众方",深入发掘温病的治疗方法,在临床实践中积累了丰富的经验,逐渐形成了完备的温病治法体系。如邪在肺卫时,根据病邪风热、暑热、湿热、燥热的不同,治疗时分别有疏风透热法、解表清暑法、宣表化湿法和疏表润燥法等,根据不同病因采用不同治法。热邪在气分阶段有轻清宣气、辛寒清气、苦寒直折之异;和解法有清透少阳、分消走泄、清透分消、开达膜原等法;至于湿邪,根据湿热病邪阻滞的病位和湿热轻重的差异,分别有宣气化湿法祛除上焦湿热之邪;用辛开苦降法使中焦湿邪得以燥化,中焦热邪得以清泄;用淡渗利湿法导湿热从小便而出。温邪易化燥伤津,容易出现燥屎、积滞、瘀血等有形实邪阻滞肠道,导致腑气不通,相应地有通腑泄热法、导滞通下法、通瘀破结法等。温邪易闭窍动风,甚至出现虚脱、忘阳等危重证候,临证时可相应地采用开窍法、熄风法和固脱回阳法。

从温病治法可以看出,温病医家的理论基础和临床实践丰富,彰显了温病医家极大的健康责任感和历史使命感。从历史唯物主义的观点来分析,古代医家为温病的治疗付出了艰辛的努力,由此形成的温病治法是中华民族医疗宝库中的宝贵财富。现代中医人应该以古代温病医家为榜样,努力探寻治疗疫病的新方法,树立保卫人民生命健康的家国情怀,努力学习,将来为社会的发展做出自己的贡献。

（二）文化传承与创新精神

明清时期温病多发的环境一方面为医家开展临床实践提供了客观条件,另一方面,新的致病因素引发新的外感热病也迫使医家在原有医疗的基础上进行创新和突破,寻求新的治疗方法。历代医家以《伤寒论》的治法和方剂治疗外感热病,但到明清时期,诸多医家已经认识到仲景法不能满足临床需求,如吴鞠通有感于当时医生墨守伤寒治法不知变通,在《温病条辨》提出温病的三焦温病的治法,在外感病的初期,继承了《伤寒论》以汗法透邪外出的思想,以银翘散、桑菊饮等方剂辛凉解表,使营卫气血调和,诸证得解。另外,在太阴气分热盛时,由于出现与《伤寒论》相似的病机与症状,吴氏沿用了仲景辛寒清气的治法,多投以白虎汤之辈。在阳明温病热盛,燥屎内结时,吴氏选用大、小承气汤等方剂治疗,体现了对《伤寒论》苦寒泻下法的继承;在湿热阻于脾胃,气机失调、寒热错杂时,吴氏沿用了仲景辛开苦降、寒热平调的思想,投以杏仁滑石汤、半苓汤等方剂。在少阴精血耗损时,《温病条辨》继承了《伤寒论》以咸寒重坠之品滋补真阴的治法,沿用经方黄连阿胶汤,并创制了加减复脉汤等方剂。

温病学家在沿用仲景治法的基础上,创制了治疗湿热病的清热祛湿法,治疗燥热病证的润燥疏表法,治疗热入心包的开窍息风法等,补充《伤寒论》之未及,丰富了外感病的证治,从而使中医外感热病理论不断发展。这些成就,除了和温病学家的个人努力有关外,也反映出了温病学家对中医学术理论的传承与创新,体现了温病学家勇于探索和敢于创新的科学精神。

案例一 叶天士论温病治则

一、案例

大凡看法,卫之后方言气,营之后方言血。在卫汗之可也,到气方可清气,入营犹可透热转气,如犀角、玄参、羚羊角等物,入血就恐耗血动血,直须凉血散血,加生地、丹皮、阿胶、赤芍等物。否则前后不循缓急之法,虑其动手便错,反致慌张矣。(《温热论》第八条)。

本案所涉及的温病治法有哪些?在温病的治疗中当遵循哪些原则?其蕴含的思政元素是什么?

二、教学设计与实施过程

(一)教学方法

1. 课堂讲授法　对温病治法中和所用案例中所涉及的重要知识点和注意事项,以通俗易懂、准确清晰、生动有趣的语言阐述,力求精准。如温病传变的不同阶段和层次有相应的病理变化,临证时当辨明病变部位和阶段,从而采用相应的治法,如在卫分阶段就采用汗法使邪从表散,并详细讲述温病卫分阶段的用药特点。

2. 启发式问题法　采用提问或设问方式引起学生对教学内容的关注和思考,引入问答式和问题链式教学法,或者对问题进一步讨论,采用启发式教与学的互动,充分发挥学生的主动性和积极性。如温病的治疗中应当遵循什么顺序和原则?温病邪入血分为什么会出现耗血动血等?

3. 联系比较法　温病治法是在继承伤寒治法的基础上又有很大的发展和创新,通过两类外感热病治法的比较,明确其联系和区别。如通过温病的汗法与伤寒的汗法的对比联系,使学生对伤寒和温病的病因、病理特点和治法用药有更清晰明确的认识。

4. 求知探究法　对学生来说,温病学课程是一门新的课程,结合案例和现实生活,利用学生求知特点和探究未知的思想,应用求知探究的教学方法,启发学生的创新思维。如"到气才可清气",温病的气分证阶段有不同的情况和兼证,所涉及的具体清法有哪些?这些治法比伤寒有哪些发展和创新?

5. 翻转课堂法　以中国大学慕课《温病学》线上课程温病治法为基础,以本案引入温病的治疗法则,学生参与讨论,实现翻转课堂教学方法,强化互动。

以上常用教学方法,根据实际需要灵活选用,亦可综合运用。

（二）实施过程

温病治法是温病总论中的最后一章内容,前面已经学过温病的辨证,其中卫气营血辨证是温病辨证的一项重要内容,通过对前期所学的卫气营血辨证的回顾,从而引出温病在此四个病理阶段的治疗方法。温故知新,激发学生的学习兴趣和探索欲望,探索温病的相应治法和用药。

具体教学中设置多种情形说明温病不同阶段的治法以及同一治法中不同的情况和兼加证候,以问题的方式导入新课,如温邪是温病的主要病因,包括风热病邪、湿热病邪、燥热病邪等多种邪气。当温病初起,邪在肺卫时,应当采用什么治法? 这一治法又包含哪些具体的治疗措施? 用药有什么特点? 治疗时当注意什么? 这与《伤寒论》中寒邪伤表的治法和用药有什么区别? 这对你的学习有什么启发?

思政问题导入,比较分析温病与伤寒的治法,说明后世医家通过积极实践,不断探索,极大地丰富了外感热病的治疗方法和用药,从而使学生深刻理解中医学者与外感热病斗争的艰辛和贡献,培养学生的学术探索精神,树立学生为人民健康担负的责任感和使命感,从而激发学生的民族文化认同以及家国情怀,建立中医文化自信。

三、教学效果

（一）教学目标达成度

本案例学习了温病的治疗法则,授课过程中运用了知识讲解、问题启发、联系比较、探究学习、翻转课堂等多种手段,使学生学习的积极性得到很大提高。温病的治疗法则是温病治法的一项重要内容,采用多种手段结合思政,引导学生自主参与学习过程,达到预期教学目标,不仅使学生掌握了温病卫气营血四个阶段的治疗大法和秩序,同时增加了学生对温病学课程的学习热情和温病知识的探索精神。通过温病治法的学习,激发学生作为中医人的责任感和使命感,同时,温病丰富的治法和良好的临床疗效能增强学生的文化自信和爱国情怀,从而实现课程知识目标和思政目标。

（二）教师的反思

温病治法是温病学的具体治疗方法,温病治法的选择和确立直接关乎温病的治疗能否起效。只有确立了正确的治法,才能做到"以法带方",也就是在正确治法的指导下,再选择方剂,调度药物,确认剂量。学习并掌握温病治法的适用证和用药特点,对掌握风温、春温、暑温等各种具体温病的辨证治疗有很强的指导意义和学术价值。通过多种教学手段,以直观、清晰的方式向学生展现温病的各种治法,突出重点、突破难点,引导学生自主参与学习过程。在教学过程进行中也可能有一定的不足,涉及的治法多且因为时间限制与实际案例的结合有限,在后续的各论中需要结合具体疾病和条文详加论述。

（三）学生的反馈

启发式问题导入、联系比较、翻转课程等教学方法有利于充分发挥学生学习过程中的主体地位,调动学习积极性、主动性和创造性,加深学生对温病治疗中众多问题的理解和认识。相对而言,学生课堂气氛活跃,注意力高度集中,反馈较好。对于教学过程中的不足之处,课后应根据学生的具体反馈信息,积极改进教学方法,提高教学效果。

案例二 吴鞠通论复脉辈法

一、案例

第1条:风温、温热、温疫、温毒、冬温,邪在阳明久羁,或已下,或未下,身热面赤,口干舌燥,甚则齿黑唇裂,脉沉实者,仍可下之;脉虚大,手足心热甚于手足背者,加减复脉汤主之。

第2条:温病误表,津液被劫,心中震震,舌强神昏,宜复脉法复其津液,舌上津回则生;汗自出,中无所主者,救逆汤主之。

第3条:温病耳聋,病系少阴,与柴胡汤者必死,六、七日以后,宜复脉辈复其精。

第4条:劳倦内伤,复感温病,六、七日以外不解者,宜复脉法。

第5条:温病已汗而不得汗,已下而热不退,六、七日以外,脉尚躁盛者,重与复脉汤。

第6条:温病误用升散,脉结代,甚则脉两至者,重与复脉,虽有他证,后治之。

第7条:汗下后,口燥咽干,神倦欲眠,舌赤苔老,与复脉汤。

第8条:热邪深入,或在少阴,或在厥阴,均宜复脉。

第9条:下后大便溏甚,周十二时三、四行,脉仍数者,未可与复脉汤,一甲煎主之;服一二日,大便不溏者,可与一甲复脉汤。

第10条:下焦温病,但大便溏者,即与一甲复脉汤。

第13条:热邪深入下焦,脉沉数,舌干齿黑,手指但觉蠕动,急防痉厥,二甲复脉汤主之。

第14条:下焦温病,热深厥甚,脉细促,心中憺憺大动,甚则心中痛者,三甲复脉汤主之。

第16条:热邪久羁,吸烁真阴,或因误表,或因妄攻,神倦瘛疭,脉气虚弱,舌绛苔少,时时欲脱者,大定风珠主之。(《温病条辨·下焦篇》)

本案中,复脉法所涉及的核心病机是什么?这与《伤寒论》中的复脉汤有何区别?一甲、二甲、三甲复脉汤与前面的复脉法有何根本区别?其中蕴含了哪些思政元素?

二、教学设计与实施过程

(一)教学方法

1. 课堂讲授法　对本案涉及的重要知识点进行讲解和阐述,以通俗易懂、准确清晰、生动有趣的语言,力求精准,使学生理解和掌握温病后期,病邪深入下焦耗伤肝肾真阴,用滋腻之品填补真阴和介石类重镇的药物潜阳息风,通过复脉法的系统分析,使学生深刻理解"治下焦如权,非重不沉"的内涵。

2.联系比较法　通过对温病中各复脉汤和《伤寒论》中复脉汤病因病机、治法、药物的比较，使学生了解复脉汤;通过温病加减复脉汤和一甲复脉汤、二甲复脉汤、三甲复脉汤的前后联系和比较，使学生对温邪深入下焦，耗伤肝肾真阴不同程度的病理变化和治疗一目了然。

3.求知探究法　对学生来说,温病治法是从基础理论学习向中医临证的重要转变阶段,结合临床案例和现实生活,利用学生的求知特点和探究未知的思想,应用求知探究的教学方法,引导学生将理论知识运用于临床实践,学以致用,启发学生的创新思维。

（二）实施过程

从仲景《伤寒论·太阳病脉证并治》第177条入手,通过对炙甘草汤(复脉汤)脉证、病机、用药的回顾,与吴鞠通下焦温病提纲做对比,引出温病后期,温邪深入下焦不同层次病理变化,并理解下焦温病的多种情况,引导学生由浅而深的进行思考,从而激发学生的探索欲和学习兴趣。

具体教学中结合案例内容,采用课堂讲授、联系比较、求知探究等多种教学方法,解析温病经典名著中大量脉象、症状,使学生深刻理解温邪耗伤肝肾真阴这一核心病机,并能够通过症状进行病机推断,锻炼学生的"审证求因"的思维方式。

思政问题导入,吴鞠通复脉法是对《伤寒论》炙甘草汤(复脉汤)的继承和发展。明清时期温病频发,中医先贤以人们健康为使命,不畏艰险,勇于探索,最终总结出丰富且行之有效的治疗方法。通过学习温病治法,使学生认识到中医人的责任和使命。医家的实践过程也反映出实事求是、勤于思考的治学精神,从而激发学生的探索精神和创新意识。

案例三　叶天士论湿邪

一、案例

且吾吴湿邪害人最广,如面色白者,须要顾其阳气,湿胜则阳微也,法应清凉。然到十分之六七,即不可过于寒凉,恐成功反弃。何以故耶?湿热一去,阳亦衰微也。面色苍者,须要顾其津液,清凉到十分之六七,往往热减身寒者,不可就云虚寒而投补剂,恐炉烟虽熄,灰中有火也。须细察精详,方少少与之,慎不可直率而往也。又有酒客里湿素盛,外邪入里,里湿为合。在阳旺之躯,胃湿恒多;在阴盛之体,脾湿亦不少,然其化热则一。热病救阴犹易,通阳最难。救阴不在血,而在津与汗;通阳不在温,而在利小便。然较之杂证,则有不同也。(叶香岩《外感温热篇》)

本案中,治疗湿热病邪需要注意哪些因素?对你有何启示?蕴含了哪些思政元素?

二、教学设计与实施过程

（一）教学方法

1.启发式问题法　本案论湿热病邪,如"在阳旺之躯,胃湿恒多;在阴盛之体,脾湿亦不少",如何理解湿热病邪与体质、脾胃的关系？为什么说"救阴不在血而在津与汗；通阳不在温而在利小便"？

2.课堂讲授法 对案中所涉湿热病邪的形成、致病和治疗进行分析和归纳，如结合湿邪的特点分析"湿胜则阳微"是怎么形成的；根据湿热病邪缠绵的特点，阐释治疗湿热病慎用温补之品，以防止"炉烟虽熄，灰中有火"。

3.翻转课堂法 以中国大学慕课温病学线上课程为基础，引入温病湿热病邪的治法，用讨论互动式教学方法，实现翻转课堂。

（二）实施过程

从案中蕴含的湿热邪气致病相关知识入手，以问题讨论方式导入课程，讨论湿热类温病后期阳虚证的治疗方法、用药原则和注意事项。如从案中所述湿热病邪出现湿胜阳微之证，为何脏之阳微？湿热病为什么"通阳最难"？湿热病后期，出现阳虚证该如何使用清法？湿热证应如何救阴？如何通阳？

教学实施过程中，将案中所及内容以问题方式展开讨论。从案中所论述的湿热病出现阳虚证的治疗法则和用药特点入手，分析湿热病阳虚证中病即止的治疗原则，并深入分析热病如何救阴，如何通阳。

思政问题导入，湿热病邪致病病势缠绵，湿邪易损伤阳气，同时清热药也大多寒凉伤阳，温病学家在治疗湿热病时一方面能把握病机，掌握药量，中病即止；另一方面，能够掌握病机本质，根据热邪易损耗阴津的特点提出"救阴不在补血而在养津与测汗"，并根据湿热病邪易阻遏气机的特点，提出"通阳不在温而在利小便"的治疗法则。温病学家这种抓核心病机，严谨求实的治学精神，是当代医家学习的标榜。

三、教学效果

（一）教学目标达成度

通过本案，学习湿热病"救阴"与"通阳"的治疗法则和湿热病阳虚证的清法，授课中运用了问题启发、翻转课堂等手段，引导学生积极思考、主动探究，以达到教学目标。通过学习，使学生掌握湿热病清法的应用，激发学生对课程学习的主动性，为学生走向临床打下坚实的基础，坚定其成为中医文化传承者和中医学术创新者的信念。

（二）教师的反思

湿热病邪矛盾的特性决定其临床治疗的难度，叶天士能把握其伤阴和湿热阻遏气机的核心病机，提出通过"不在血而在津与汗"来救阴和淡渗通阳的治法。教学过程中存在的不足，要注意培养学生自主学习的能力，在后续教学中渐次解决。

（三）学生的反馈

案例反映的湿热病的治法有一定难度，学生独立从案例中探究温病学的基本知识有一定困难，需经前后对比，才能掌握医案内容。通过对湿热病病机特点的复习和相关治法的学习，学生可各抒己见，课堂活跃，精神饱满，可完成学习目标。

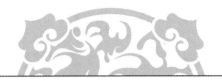

第七章　温病预防

　　温病是一类急性外感热病,大多数温病具有传染性、流行性,且起病急,传变快,来势猛,病情重,严重影响人民的健康,甚至威胁生命。多数温病具有程度不等的传染性,有的在一定条件下可以引起传播流行,给人类生命健康造成极为严重的威胁,因而对温病除了要采取积极有效的治疗措施外,还必须重视其预防,预防是在机体未患病之前,预先采取一定的方法和措施,从而防止疾病的发生。事实证明,温病是可以预防的。做好预防工作,是与温病作斗争的首要任务。我国人民历来非常重视对温病的预防,在历代文献中有许多关于温病预防的记载。两千多年前的《黄帝内经》中就已记载了关于预防疾病的思想,古人在重视环境卫生、注意个人卫生、保持饮食卫生、除害灭虫、避邪隔患、药物预防、接种免疫等方面都创造性地采取了一系列预防温病发生、流行的积极的有效的措施。但是由于时代的局限,温病的预防学进展较慢,过去的温病学专著中对预防的论述比较零散,某些预防措施的效果还不够确切。本章主要介绍温病预防的意义,较为系统地回顾我国在温病预防学方面取得的成就,并讨论具有中医中药特色的一些预防温病的方法,包括培固正气,强壮体质;及时诊治,控制传播;预施药物,防止染病等。以继承、发扬前人在温病预防方面的成就,并逐步结合现代防疫的要求和方法,充分发扬中医药预防温病的特色,使中医温病学的预防内容进一步趋于系统、全面、实用。

一、教学目标

(一)知识目标

1.掌握温病的预防方法。

2.熟悉我国古代预防温病的成就。

3.了解温病预防的意义。

(二)能力目标

1.通过学习历代医家对预防温病的认识及其成就,让学生了解温病预防的重要意义,提高学生预防温病的意识。

2.通过对温病预防方法的学习,培养学生运用温病学知识应对突发重大公共卫生事件的能力。

（三）思政目标

1.通过对温病预防意义的理论学习，从我国古代医家从事温病预防漫长历史入手，介绍温病预防的概念、重要性和可行性，了解我国古代温病预防方面的成就，突出中华民族千百年来的文化传承和善于思考、勇于探索的精神，培养学生的文化自信和创新探索的精神。

2.通过学习具有中医特色的一些预防温病的方法，包括培固正气，强壮体质；及时诊治，控制传播；预施药物，防止染病等。并对比分析现代传染病学关于预防传染病发生和流行的认识与中医温病预防学的异同，以及相关预防措施在《中华人民共和国传染病防治法》中的体现，让学生认识到依法防治传染病的重要意义，引导学生"学思践悟"习近平全面依法治国新理念新思想新战略，牢固树立法治观念，坚定走中国特色社会主义法治道路的理想和信念。

二、思政元素分析

（一）国情教育与国家认同

温病的预防是指温病未发生时就采取一定的措施，以避免温病的发生。预防二字最初见于《周易·下经》："君子以思患而豫（预）防之"，但此处并非专指预防疾病，对疾病的预防，早在《黄帝内经》中就有较多论述。如《素问·四气调神大论》中说："圣人不治已病治未病""夫病已成而后药之，乱已成而后治之，譬犹渴而穿井，斗而铸锥，不亦晚乎？"《灵枢·逆顺》也说："上工治未病不治已病"，在《淮南子》也有"良医者，常治无病之病"的论述，说明我国很早就重视预防疾病的发生。温病发病急、病情重，其中多数又有传染性、流行性，是一类严重威胁人类健康以至生存的疾病。历史上，社会战乱饥荒，广大人民经常处于贫病交困之中，生产和卫生水平的低下，温病发生频繁，波及范围广。曹植《说疫气》中说："厉气流行，家家有僵尸之痛，室室有号泣之哀，或合门而殪，或覆族而丧"。据《明史·卷二十八》载，1408年福建的建宁、邵武地区发生大疫而死亡七万八千余人，到1410年，邵武地区又发生大疫，当年冬死亡就达一万二千户。清代在267年的统治中，发生大疫流行三百多次，每次疫病流行都要造成成千上万人的死亡。直到新中国成立前，我国传染病的流行仍十分严重，如1932年霍乱再度在我国流行，患者达十万余人，死亡者在三万人以上。

新中国成立以来，在党的领导下，贯彻执行了"预防为主"的方针，开展了大规模的以除害灭病为中心的群众性爱国卫生运动，进行了广泛、深入的防治传染病工作，在较短的时间里就取得了巨大的成就，扑灭了鼠疫、霍乱、天花、黑热病等几种为害最烈的急性传染病。通过预防，有效减少或避免温病的发生和流行，保护了广大人民群众的生命健康。新冠疫情以来，人民生命安全和身体健康受到严重威胁的时刻，党和政府始终坚持人民至上、生命至上，凝聚抗疫强大合力，彰显了社会主义制度的优越性，彰显了中华民族的力量与担当。

（二）预防措施与法治意识

温病的预防总的来说不外乎防止感受病邪和增强体内正气这两个方面。《素问·刺法论》中说:"正气存内,邪不可干""避其毒气"。温病的传播必须具备三个基本环节,即传染源、传播途径、易感人群。针对这些环节,预防工作要采取综合措施,严格遵守国家传染病防治相关的法律法规,以减少或杜绝其传染和形成流行。

现代传染病学关于预防传染病发生和流行的指导思想和具体方法与中医温病学预防相关的理论和方法有许多共同之处,温病学强调培固正气、强壮体质,人体正气增强,就可以提高抗御温邪入侵的能力,温邪就不能侵犯人体,或即使感受了温邪也不会发病,或即使发病,其病情也较轻微,易于治愈、康复,因而增强正气是预防温病的重要环节。《中华人民共和国传染病防治法》规定"国家实行有计划的预防接种制度",文明健康的生活方式有助于培固人体的正气,保持良好的个人和公共卫生。《中华人民共和国传染病防治法》中规定了一系列的疫情控制措施,包括对病人、病原携带者予以隔离治疗,对疑似病人确诊前在指定场所单独隔离治疗等。温病学强调预施药物、防止染病,预施药物是指在温病流行期间,在一定范围里,对可能感染温邪的人群投用药物以防止温病的发生。常用药物预防的方法有外用和内服两种,外用法是把一些具有预防某种温病作用的药物制成粉、散、丸剂,有的可随身佩带,有的可作室内烟熏或悬挂。内服法是预先服用某些药物的煎剂、丸剂或散剂等,一般常用清热解毒类药物。依法防治传染病是依法治国的重要体现,学思践悟习近平全面依法治国新理念新思想新战略,牢固树立法治观念,对预防传染病具有重要意义。

案例一　新中国防治血吸虫病

一、案例

1958年6月30日,《人民日报》以《第一面红旗——记江西余江县根本消灭血吸虫病的经过》为题,报道了当地消灭血吸虫病的消息。毛泽东同志得知这一消息后,激动不已,欣然提笔,写成了不朽的诗篇《送瘟神二首》。血吸虫病主要流行于长江流域及其以南地区。新中国成立初期,由于地方性因素、自然灾害、长期战争等原因,血吸虫病爆发程度达到历史的最高点。血吸虫病疫情的暴发,对全社会产生了巨大的冲击和影响。首先是人口的减少,1950年,党和政府动员各方面力量对血吸虫病流行情况展开普查,全国血吸虫病人人数为1000多万,其中晚期病人60万,受疾病威胁人口达1亿多,疫情传播迅速。其次是威胁农业经济,疫情下,劳动力大量损失、劳动能力明显下降,很多地区农业基本处于瘫痪状态,渔业、畜牧业也受到巨大冲击。毛泽东主席对此忧心如焚,亲自领导全党和全国人民发起一场声势浩大的防治血吸虫病战争。在血吸虫病防治工作中,党中央坚持科学防治,听取科学家和专业人员的意见。1956年2月,中国科学院动物研究室水生动物研究专家秉志建议,在消灭血吸虫病工作中,土埋灭螺容易复出,对捕获的钉螺应采用火焚的办法,才能永绝后患。1956年4月,徐运北在给中央的报告中提出了关于防治血吸虫病的具体建议,并附上中医药治疗血吸虫病的验方。毛泽东同志指示把这份报告分发党内外高级干部及各省委书记。各地中医通过献方等措施,发掘了一大批能够有效防治血吸虫病的中草药和药方。比如浙江的"腹水草"、江苏的"老虎草"、安徽的乌桕树根皮、湖北的"全生腹水丸"、湖南的"加减胃苓汤和绛矾丸"等。至1958年底,我国长江流域及其以南地区流行近百年的血吸虫病,已在半数以上流行区基本消灭,全国治疗血吸虫病患者430余万人,在血吸虫病的防治方面取得重大突破。血吸虫病的消灭,保护了人民的身体健康,农村劳动力得到恢复,进而保证了生产的发展和国家建设的顺利进行。中央血防领导小组在工作总结中指出:"我国血防工作取得的成就,充分体现了社会主义制度的优越性。"(来源:中央纪委国家监委网 https://www.ccdi.gov.cn/yaowen/202106/t20210624_244490.html)

本案所涉及的温病学专业知识有哪些?其蕴含的思政元素是什么?

二、教学设计与实施过程

(一)教学方法

1. 课堂讲授法　对案例中的重要知识点,以通俗易懂、准确清晰、生动有趣的语言阐述,力求精准。如"温病预防的意义"。

2. 启发式问题法　采用提问或设问方式引起学生对教学内容的关注和思考,引入问答式和问题链式教学法,或者对问题进一步讨论,采用启发式教与学的互动,充分发挥学生的主动性和积极性。如案例中体现了哪些预防温病的方法?为什么说我国血吸虫病防治工作取得的成就充分体现了社会主义制度的优越性?

3. 情景案例法　通过新中国成立初期我国血吸虫病的流行和危害引入温病预防的主题,导入情境式教学,引起学生对本次课程的兴趣。以案例及讨论评述的方式讨论温病预防的重要意义,让学生在案例探究中深入理解温病预防的概念、重要性和可行性,激发学生的学习兴趣。加强学生对温病预防的意义的理解。

4. 求知探究法　结合案例和现实生活,利用学生的求知特点的探究未知的思想,应用求知探究的教学方法,启发学生的创新思维。如根据本章节所学知识,引导学生思考自己对预防血吸虫病有哪些想法,能够提出哪些可行的措施。

5. 翻转课堂法　以中国大学慕课温病学线上课程为基础,以本案引入温病预防的基本内容,学生参与讨论,实现翻转课堂教学方法,强化互动。

以上常用教学方法,根据实际需要灵活选用,亦可综合运用。

(二)实施过程

1. 创建情境,导入课程　在历史上,由于长期以来阶级社会的存在,社会经常有战乱饥荒,加上统治阶级的残酷压迫、剥削,广大人民经常处于贫病交困之中,又由于当时生产和卫生水平的低下,对温病预防的知识相对缺乏,温病发生频繁,波及范围广,当时把温病在较大范围内流行蔓延者称为"瘟疫""疫病"。从我国防治血吸虫病的案例入手,简单介绍新中国成立后,中国共产党带领人民下同血吸虫病斗争的历史和伟大成就,引导学生了解国情党情民情,增强对党的政治认同、思想认同、情感认同,坚定中国特色社会主义道路自信、理论自信、制度自信、文化自信。让学生探究中深入理解温病预防的概念、重要性和可行性,激发学生的学习兴趣和学习欲望。

　　具体教学中设置多种情形说明温病预防的概念、重要性和可行性,以问题的方式导入新课,如什么是温病的预防?生活中遇到过哪些预防温病的措施?结合经历过传染病防控时期,谈谈对温病预防的认识。

　　思政问题导入,结合新中国防治传染病的案例,从血吸虫病流行对当时社会和经济的巨大危害为入点,深刻理解温病预防的重要性,通过分析党带领人民防治血吸虫病的伟大成就,理解温病预防的可行性,以及社会主义制度的优越性。

　　2. 学古论今,课堂翻转　本节以中国大学慕课"温病学"线上课程为基础,从新中国防治血吸虫病的案例入手,引入讨论,实现翻转课堂。具体教学中设置,教师根据自己的教学风格,灵活选择一定的方式导入。如"中国古代有哪些朝代的灭亡与温疫流行有关?""温疫流行对经济社会的发展有怎样的影响?"以此引导学生主动思考温病预防的重要意义。通过让学生思考"新中国防治血吸虫病的案例中体现了哪些温病预防措施?"引导学生主动学习本章第二节温病预防措施的内容。

三、教学效果

(一)教学目标达成度

　　本案例学习了知识点温病预防的意义,授课过程中运用了知识讲解、问题启发、情景案例、探究学习、翻转课堂等多种手段,使学生学习的积极性得到很大提高。温病预防的意义是本章引导性的内容,是为本章后续内容古代温病预防方面的成就以及温病的预防方法做铺垫,故采用多种手段,并结合思政内容,引导学生自主参与学习过程,达到预期教学目标,不仅使学生掌握了温病预防的意义,同时增加了学生对后续古代温病预防方面的成就以及温病的预防方法部分的学习热情,使学生明确温病预防的重要意义,通过分析党带领人民防治血吸虫病的伟大成就,理解温病预防的可行性,以及社会主义制度的优越性,从而实现课程知识目标和思政目标。

(二)教师的反思

　　本章是《温病学·上篇》的最后一章,介绍了温病预防的相关知识,温病预防的意义期本章内容的开篇,讲好温病预防的意义,能够增加学生对后续古代温病预防方面的成就以及温病的预防方法部分的学习热情。在以往教学过程中,学生往往重视前面章节中的温病辨证和治疗相关章节的内容,而对本章节学习的积极主动性不高。因此要通过多种教学手段,引导学生积极思考,把全体学生的学习兴趣调动起来。

(三)学生的反馈

　　启发式问题导入、情景案例讨论、联系比较、翻转课程等教学方法有利于充分发挥学生学习过程中的主体地位,调动学习积极性、主动性和创造性,加深学生对温病预防重要意义的理解和认识。课堂气氛相对活跃,学生注意力高度集中,反馈较好。对于课堂中不清楚、不理解的概念也会课后向教师反馈,教师应根据学生的具体反馈信息,积极改进教学方法,完善教学内容,进而提高教学效果。

案例二 《素问·刺法论》论温病的预防

一、案例

黄帝曰:余闻五疫之至,皆相梁易,无问大小,病状相似,不施救疗,如何可得不相移易者? 岐伯曰:不相染者,正气存内,邪气可干,避其毒气,天牝从来,复得其往,气出于脑,即不邪干。气出于脑,即室先想心如日,欲将入于疫室,先想青气自肝而出,左行于东,化作林木;次想白气自肺而出,右行于西,化作戈甲;次想赤气自心而出,南行于上,化作焰明;次想黑气自肾而出,北行于下,化作水;次想黄气自脾而出,存于中央,化作土。五气护身之毕,以想头上如北斗之煌煌,然后可入于疫室。又一法,于春分之日,日未出而吐之。又一法,于雨水日后,三浴以药泄汗。又一法,小金丹方:辰砂二两,水磨雄黄一两,叶子雌黄一两,紫金半两,同入合中,外固,了地一尺筑地实,不用炉,不须药制,用火二十斤煅了也;七日终,候冷七日取,次日出合子埋药地中,七日取出,顺日研之三日,炼白沙蜜为丸,如梧桐子大,每日望东吸日华气一口,冰水一下丸,和气咽之,服十粒,无疫干也。(《素问·刺法论》)

案中所论包含了哪些温病预防的方法? 其蕴含的思政元素有哪些?

二、教学设计与实施过程

(一)教学方法

1. 课堂讲授法 对案例中的重要知识点,以通俗易懂、准确清晰、生动有趣的语言阐述,力求精准。如"温病的预防方法"。

2. 启发式问题法 采用提问或设问方式引起学生对教学内容的关注和思考,引入问答式和问题链式教学法,或者对问题进一步讨论,采用启发式教与学的互动,充分发挥学生的主动性和积极性。如案例中体现了哪些预防温病的方法? 我国古代温病预防方面有哪些成就?

3. 情景案例法 通过案例中黄帝向岐伯提问怎样才能避免温疫相互传染的对话,导入情境式教学,引起学生对本次课程的兴趣。以案例及讨论评述的方式讨论温病的预防方法,让学生在案例探究中深入理解和掌握温病预防的思想、原则和具体措施,激发学生的学习兴趣。加强学生对温病预防方法的掌握。

4. 求知探究法 结合案例和现实生活,利用学生的求知特点的探究未知的思想,应用求知探究的教学方法,启发学生的创新思维。如根据本章节所学知识,引导学生思考温病预防的思想、原则和具体措施。

5. 翻转课堂法 以中国大学慕课温病学线上课程为基础,以本案引入温病预防方法的具体内容,学生参与讨论,实现翻转课堂教学方法,强化互动。

(二)实施过程

1. 构造情景,导入课程 从案例中黄帝向岐伯提问怎样才能避免温疫相互传染的对话入手,岐伯回答:"不相染者,正气存内,邪不可干,避其毒气",引入增强人体正气和防止外邪侵袭两个温病的预防的重要原则。防止温疫病的传染,一方面要增强人体抗御外邪入侵的能力,这样可以使外邪不能侵入人体而发病,或即使侵入人体,致病也较轻微;另一方面也要尽可能地避免病邪对人体的侵袭,切断病邪接触人体的途径。在这两个原则的指导下,形成了一系列预防温病发生、传染和流行的措施。引导学生理解中医学预防温病的原则,从而提纲挈领地把握温病的预防方法,激发学生学习兴趣。

思政问题导入,案例中《素问·刺法论》对温病预防原则的重要论述,至今仍是行之有效的重要指导原则,早在秦汉时期中医学就已经对温病的预防有了全面而深刻的认识,结合前一节所讲我国古代温病预防方面的成就,引导学生从历史唯物主义的角度探讨这一时期的学术成果,认真继承、总结和发扬我国古代在温病预防方面的成就,并结合现代卫生防疫的要求和具体做法,发展中医温病预防学,激发学生的民族文化认同和家国情怀,从而树立爱党爱国思想、立志传承和发扬中医,为人民健康服务的学习目标。

2.案例讨论,导入课程 从案中蕴含的相关知识入手,结合本节要重点讲述的温病预防方法内容,导入课程。培固正气,强壮机体、及时诊治,控制传播、预施药物,防止染病的预防方法在案例中是怎样体现的? 如何理解"正气存内,邪气可干",如何理解"避其毒气"等。具体实施过程中,可以案中所述内容为依据,设置问题并展开讨论。从本案中所述理论传承与创新、温病预防思想、原则、方法等方面展开教学。进而学习和掌握具有中医中药特色的一些预防温病的方法。讨论后进行总结,早在两千多年前的《内经》就已记载了关于预防疾病的思想、原则和方法,对控制传染性温病的发病及流行具有重要意义,古人创造性地采取了一系列预防温病发生、流行的积极的有效的措施。具有中医中药特色的一些预防温病的方法包括培固正气,强壮体质;及时诊治,控制传播;预施药物,防止染病等。

思政问题导入,案例中所体现"未病先防"的预防思想,是中华优秀传统文化的精华,是中国上下五千年智慧的结晶,蕴含着丰富的东方文化和哲学思维。"凡事预则立,不预则废",言前定则不跲,事前定则不困,行前定则不疚,道前定则不穷。"做任何事情,事前有准备就易于成功,没有准备则多致失败。通过分析案例中接触传染源之前的准备工作,引导学生重视"未病先防",提高大学生思想道德修养、人文素质、科学精神和认知能力的课程,注重在潜移默化中坚定学生理想信念、加强品德修养、增长知识见识、培养奋斗精神,提升学生综合素质。

三、教学效果

(一)教学目标达成度

本案学习了温病预防方法相关知识,授课过程中运用了问题启发、情景案例、探究学习、翻转课堂等多种手段。通过案例中黄帝向岐伯提问怎样才能避免温疫相互传染的对话,导入情境式教学,针对温病预防思想、原则、方法这三方面的重点内容展开教学。让学生学习和掌握具有中医中药特色的一些预防温病的方法。《内经》记载的关于预防疾病的思想、原则和方法,对控制传染性温病的发病及流行具有重要意义,以此案例为基础,让学生学习和掌握培固正气,强壮体质;及时诊治,控制传播;预施药物,防止染病等具有中医中药特色的一些预防温病的方法。并引导学生重视"未病先防",在潜移默化中坚定学生理想信念、加强品德修养、增长知识见识、培养奋斗精神,提升学生综合素质。

（二）教师的反思

温病预防的思想、原则和方法是以《内经》中预防疾病相关的理论的发展而来的,通过以《内经》原文作为案例的讲述,既传承了中医经典,又有助于学生理清温病预防相关理论的源和流,教师在教学过程中,要注意前后联系,通过多种教学手段和方法,提高学生的积极性。温病预防方法是本章的重点和难点,引导学生重视这部分内容,并与《内经》相关内容联系起来,并将课程思政内容有机融入到案例教学中。

（三）学生的反馈

从案例入手,以问题导入、案例讨论、翻转课程、总结归纳等方法,主要目的是调动学生参与课堂的积极性和课后探索的主动性,通过对温病预防思想、原则、方法这三方面的重点内容的讲解,学生积极参与,活跃课堂气氛,课后认真思考,能较好地完成学习目标。教师根据学生的反馈,进一步改进教学手段,完善教学设计,强化课堂教学效果。

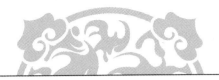

第八章 风 温

风温是感受风热病邪所引起的以肺卫表热证为初起证候特征的急性外感热病。初起以发热，微恶风寒，咳嗽，口微渴，苔薄白，脉浮数等肺部病变为主要症状，随着病情的发展，出现高热、汗出、咳喘等邪热壅肺证候，素体虚弱或感邪较重易发生逆传心包，出现神昏谵语，舌謇，肢厥等，后期多表现为低热，神疲，干咳，少痰，口干咽燥而渴，舌红少苔而干，脉细数等肺胃阴伤证。本病一年四季均可发生，但多见于春冬两季，发于冬季的又称为冬温。"风温"病名，首见于汉代张仲景《伤寒论》；宋代医家庞安时首次论述了风温的病因和证治；清代叶天士不仅提出了风温是受时令之邪所致的新感温病，而且阐明了风温的病机特点和传变走势；清代陈平伯《外感温病篇》对风温进行专门论述，指明了风温的发生季节和初起临床证候特点。风温的病变重心在肺经，其病理损害为邪热炽盛于肺经，故治疗以清肺泄热为中心，兼清胃肠邪热，重视透达和通腑法则的应用。在整个治疗过程中坚持"以肺为病变中心"的思想。在起病之初，治疗时还要注意慎用辛温消散以及过于苦寒药物。根据风温病发病季节和临床表现，现代医学中的大叶性肺炎，各种病原体引起的肺炎如细菌性肺炎、病毒性肺炎，或冬春季节的一些急性感染性疾病如上呼吸道感染、流行性感冒、急性支气管炎、严重急性呼吸综合征（SARS）、人禽流感、新型冠状病毒感染等，符合风温病特点的，可参考风温辨证论治。

一、教学目标

（一）知识目标

1. 掌握风温的具体证候及证治，风温的概念、初起特点、病机传变规律、治则治法。

2. 熟悉本病的诊断和鉴别诊断。

3. 了解风温的历史沿革和与现代医学的关系。

（二）能力目标

1. 通过学习本章中风温的基础知识内容，认识风温的基本辨证论治规律。

2. 通过对风温具体证型的学习，以及互动式教学提高学生对风温的临床辨证诊断能力。

3．通过对风温的诊断要点的学习，分析判断相关医案。

4．通过线上视频学习、线下讨论这种翻转课堂教学模式，启发思维，培养学生发现问题、分析问题、善于提问问题的能力。

（三）思政目标

1．通过对风温基本概念及历史沿革的理论学习，了解风温概念以及源流，从风温这一名词的演变过程入手，分析"风温"从作为太阳病的坏证的认识演变为风温为新感温病的观念是两种不同的观点，分析新的认识产生的艰难过程，理解风温一病是古代中医人与外感疾病作斗争的艰辛历史过程中逐渐形成的，突出中华民族千百年来的文化传承和不畏艰难的探索精神，突出培养学生中医文化自信和创新探索精神。

2．通过对风温的病因病机发展规律的学习，引导学生认识风温的辨证论治规律，结合学生亲身经历的感染性疾病与传染性疾病，如流行性感冒、严重急性呼吸综合征（SARS）、新型冠状病毒感染等案例，结合抗疫"三方三药"取得的确切的临床效果，引导学生学以致用，激发学生们的共情感，热爱祖国、热爱人民、热爱中医的家国情怀和中医事业信心。

3．通过对风温临床分型以及辨证论治的学习，了解风温章论述各方证的临床表现、病机分析以及组方用药规律，结合具体医案，引导学生运用所学知识分析医案，从而培养学生的科学质疑精神和临床辨证思维，将医学伦理教育、医德医风培养以及精湛技术锤炼融于医案教学，将课程内容深入和加强的同时，激发学生的担当意识，建立专业自信，培养大医情怀，锤炼临床技能，提升辨证思维，树立远大理想，做一名德艺双馨的综合型中医人才。

二、思政元素分析

（一）文化传承与创新精神

风温从出现到成为病名，经历了漫长的发展过程。《素问·六元正纪大论》曰："风温，春化同"，旨在解释六气与春、夏、长夏、秋、冬同化，风温之气与春同化，即春季温暖多风，此"风温"为气候特征名。《伤寒论》记载："太阳病，发热而渴，不恶寒者，为温病。若发汗已，身灼热者，名风温。"风温为温病误汗之变证。王叔和认为"阳脉浮滑，阴脉濡弱者，更遇于风，变为风温"。首次将风温作为疾病概念。孙思邈《备急千金要方》中引用《小品方》之葳蕤汤治风温，《伤寒总病论》提出风热邪气之病因，"素伤于风，因复伤于热，风热相搏，则发风温"。这一时期，风温已做为温病之概念被赋予一定内涵，但清代前温病学的发展尚处于摸索阶段，从风温病概念内涵来看要素不全。《伤寒补亡论》将风温归于"春时触冒自感之温"，首次将发病这一要素纳入风温概念中，扩充了风温概念之内涵。叶天士在《三时伏气外感篇》中提出："风温者，春月受风，其气已温。"指出风温是感受春季风温邪气所致之新感温病，并阐述风温病之病位、病机演变、传变途径、临床证候、治则治法、处方用药。叶天士将风温概念内涵由单一病因要素扩展到病因病机、病位、时令、发病、传变等多要素，其后医家多在其基础上对风温病展开理论探讨。陈平伯《外感温病篇》专论风温，提出"风温为病，春月与冬季居多，或恶风，或不恶风，必身热、咳嗽、烦渴"，对风温病的理论、实践均有重大的指导意义。《温病学》教材在继承前人历史经验和结合当前疾病发生特点的基础上，将风温归为新感温病，认为风温是常发生于冬春二季，由感受风热病邪所引起的初起临床表现以发热，微恶风寒，咳嗽，口微渴等肺卫表热证为主证的急性外感热病。

从风温概念和历史沿革可以看出，古代医家在传承经典理论的基础上，在理论上不断深化对风温的认识、在对风温的概念的内涵和外延上积极思考和勇敢探索，体现了先贤们的文化传承，细致严谨的医学态度，灵活探索的医学思维，大胆变革的创新精神。

（二）家国情怀与科学精神

风温的发病是内外因素相互结合的结果，素禀不足，正气虚弱，肺之气阴亏虚或卫表不固，因起居不慎、寒温失调，可使机体卫外不固，人体抗御病邪能力下降，容易感受风热病邪而致病。风温在发病过程中以肺为病变中心，大多数出现邪热侵犯肺、胃的病理变化。如陈平伯《外感温病篇》所说："人身之中，肺主卫，又胃为卫之本，是以风温外薄，肺胃内应，风温外袭，肺胃受病。"风温的临床辨证分析，首先要辨析是否属于肺经证候，风温以手太阴肺为病变中心，初起见肺卫表热证。邪热传入气分，出现邪热壅肺证。后期多表现为肺胃阴伤证。肺与心同居上焦，风热病邪易逆传心包，易出现正气外脱或者化源欲绝。《三时伏气外感篇》对风温各个阶段的治法用药作了原则性论述。"此证初因发热、喘嗽，首用辛凉清肃上焦，如薄荷、连翘、牛蒡、象贝、桑叶、沙参、栀皮、蒌皮、花粉……若色苍，热胜烦渴，用石膏、竹叶辛寒清散，痧症亦当宗此。若日数渐多，邪不得解，芩、连、凉膈亦可选用。至热邪递传入膻中，神昏目瞑，鼻窍无涕泪，诸窍欲闭，其势危急，必用至宝丹或牛黄清心丸。病减后余热，只用甘寒清养胃阴足矣。"根据风温病因病机以及传变规律，结合呼吸系统多种急性感染性与传染性疾病，如大叶性肺炎、支原体肺炎、急性支气管肺炎、流行性感冒、麻疹合并肺炎、严重急性呼吸综合征、新型冠状病毒感染等的诊治，体现精研医理、大胆质疑、谨慎求证、刻苦钻研、精益求精的科学精神。

（三）辨证思维与专业素养

风温的病理变化以肺经为病变重心，在病程发展过程中表现出不同的证型，从而有各异的治法。风热病邪由口鼻而入，初起多为肺卫见证，治疗用银翘散或桑菊饮辛凉解表，宣肺泄热；继则邪入气分，邪热壅肺，肺失宣降，用麻杏石甘汤合并千金苇茎汤清热宣肺，止咳平喘；在肺经病变过程中，肺热不解，燥热内结而兼腑实证，用宣白承气汤宣肺化痰，泄热攻下；肺热移肠，大肠传导失司或迫津下泄，用葛根芩连汤苦寒清热止利；邪热不解，内迫营分，出现肺热发疹，用银翘散去豆豉加细生地、丹皮、大青叶倍玄参方宣肺泄热，凉营透疹。风温病变过程中，因邪热炽盛，扰动肝风，用羚角钩藤汤清凉肝息风，增液舒筋。邪热盛于阳明，里热蒸腾，用白虎汤清热保津；邪热炽于阳明肠腑而成阳明热结证，用调胃承气汤泄热攻下。病情由气分深入心营，见热灼营阴，内扰心神，或灼伤营络，用清营汤或清宫汤送服"凉开三宝"，清心开窍，凉营解毒，豁痰泄热。风温后期多有肺胃阴伤之变，用竹叶石膏汤或沙参麦冬汤，清热生津，益气和胃，清涤余邪。

从风温的辨证论治可以看出，先贤在辨证认识风温时善于思考，谨慎辨证；处理疾病时细致严谨、一丝不苟、明察秋毫、灵活变通、大胆创新、勇于变革，对培养学生的临证思辨能力和中医专业素养,处理疾病时的医学态度,可打磨精雕细镂的医学技能,坚定生命至重、济世救人的医学初心,更好服务于人民的健康,推动中医药事业的发展。

案例一 风温源流

一、案例

太阳病,发热而渴,不恶寒者为温病。若发汗已,身灼热者,名风温。风温为病,脉阴阳俱浮,自汗出,身重,多眠睡,鼻息必鼾,语言难出;若被下者,小便不利,直视失溲;若被火者,微发黄色,剧则如惊痫,时瘛疭;若火熏之,一逆尚引日,再逆促命期。(《伤寒论》)

风温者,春月受风,其气已温。《经》谓:'春气病在头',治在上焦。肺位最高,邪必先伤。此手太阴气分先病,失治则入手厥阴心包络,血分亦伤。《三时伏气外感篇》

温病者:有风温、有温热、有温疫、有温毒、有暑温、有湿温、有秋燥、有冬温、有温疟。风温者,初春阳气始开,厥阴行令,风夹温也。《温病条辨》

本案所涉及的关于风温的专业知识有哪些?其蕴含的思政元素是什么?

二、教学设计与实施过程

(一)教学方法

1. 课堂讲授法　本部分内容主要阐述风温的概念以及历史沿革,结合本案例内容,引导学生认识风温概念所包含的内容如致病因素、发病部位以及发病季节。

2. 启发式问题法　采用启发式教与学的互动,发挥学生的主动性和积极性。如《伤寒论》中对风温的描述体现在哪些方面?《三时伏气外感篇》提出的风温有什么特点?这两本著作中的论述与我们今天所讲风温有何异同?

3. 情景案例法　结合《三时伏气外感篇》内容,结合临床,如流行性感冒,新型冠状病毒感染以及小儿肺炎喘嗽等具体案例,导入情境式教学。在具体案例探究中深入风温初起病位在肺的原因和临床表现以及失治误治可能导致的逆传心包的严重现象,分析培养学生临床辨治温病的思维能力。

4. 联系比较法　联系前期所学课程与本章节相关的内容,以及病因与发病章节关于风热病邪的概念和致病特点内容,通过前后比较加深对风温概念的认识。

5. 求知探究法　结合案例和现实生活,应用求知探究的教学方法,启发学生的创新思维。如叶天士是如何认识风温的?与《伤寒论》的描述有何不同?如何评价?《温病条辨》是如何认识温病的分类的?与其他医家有什么不同?如何评价?

6. 翻转课堂法　以中国大学慕课温病学线上课程风温的概念和历史沿革为基础,以本案引入不同时期医家对风温概念的认识,鼓励学生积极参与讨论,实现翻转课堂。

(二)实施过程

1. 创建情境,导入课程　教学中设置多种情形说明风温初起的临床特点与《伤寒论》

中"风温"的临床表现的异同。可以问题的方式导入新课,如什么是风温? 生活中是否遇到过跟风温有关的疾病等? 结合经历的传染病知识,谈谈对风温的认识?

思政问题导入,结合对《黄帝内经》《伤寒论》《三时伏气外感篇》《温病条辨》等书中关于风温的论述,体现在中医学发展过程中,医家对新发疾病的探索,需要传承和发扬。结合医家对中医理论以及对中华民族健康所作出的贡献,激发学生的民族文化认同以及家国情怀,传承精华,建立中医文化自信,热爱祖国。

2. 学古论今,课堂翻转 本节以慕课温病学线上课程风温的概念以及历史沿革为基础,从《伤寒论》论太阳温病误治导致的风温的基本临床表现入手,引入讨论,成功实现翻转课堂。如"发汗已,身灼热,名为风温",体现了"风温"的哪些临床表现?《三时伏气外感篇》提出"风温者,春月受风,其气已温""肺位最高,邪必先伤"体现出风温的哪些特点?《温病条辨》提出"风温者,初春阳气始开,厥阴行令,风夹温也"提出了风温的发病季节和发病方式是什么样的? 引导学生结合自己的理解,进行课堂讨论。

具体教学中设置,教师根据自己的教学风格,灵活选择方式导入。如三个案例所述的风温的发病方式有何异同?《三时伏气外感篇》对风温概念的学习有何指导意义?《温病条辨》对九种温病的描述与《难经》"伤寒有五"有什么不同? 引入案例的《温病条辨》自注部分给我们什么样的思想启示?

思政问题分析,从三个案例描述的风温概念的相关内容可以看出,风温从作为太阳病的坏证发展到作为新感温病的代表的概念的演变,是温病医家在继承前人临床经验以及学术观点,结合新发疾病以及自身的临床经验,在立足传统,传承精华的基础上又不拘泥于古人,大胆探索,小心求证,不断加深认识,反复实践的基础上得出来的结论,体现了医家的创新精神和批判精神。这种精神也是我们当代医学生应该探索学习和继承发扬的,是中医学以及中华文明继承和发展的需求。

三、教学效果

(一)教学目标达成度

本案例学习了风温概念和历史沿革的基本知识,授课过程中运用了知识讲解、问题启发、情景案例、联系比较、探究学习、翻转课堂等多种手段,旨在提高学生学习的积极性和掌握基础知识的能力。风温章蕴藏丰富的思政元素,结合多种教学手段引导学生自主参与学习过程,使学生在掌握基础知识点的同时,深入思考,大胆探索,体会中医文化之美,培养传承创新的中医辨证思维和专业自信,从而实现课程知识目标和思政目标。

(二)教师的反思

本章是温病学课程教学的重点章节,其涉及的疾病病种与现代生活密切,学习好风温的相关知识,厘清风温的概念,对运用风温基本知识辨证诊断临床疾病有很强的指导意义。通过多种教学手段,以直观、清晰的方式向学生展示古代医家对风温概念的描述,结合当下临床实际案例,合理安排,正确引导,调动学生的积极性,引导学生自主参与学习和讨论的过程。

（三）学生的反馈

情景案例法、课堂讲授法能引起学生对当下流行性疾病和风温关系的思考，启发式问题导入、古今联系比较加深学生对风温概念的认识，翻转课堂和探究学习法增强课堂趣味性，提高注意力。

案例二 《临证指南医案》论风温

一、案例

某，风温从上而入，风属阳，温化热，上焦近肺，肺气不得舒转，周行气阻，致身痛，脘闷不饥。宜微苦以清降，微辛以宣通。医谓六经，辄投羌、防，泄阳气，劫胃汁。温邪忌汗，何遽忘之？（《临证指南医案·风温》）

郭，风温入肺，气不肯降，形寒内热，胸痞，皆膹郁之象。辛凉佐以微苦，手太阴主治。黑山栀　香豉　杏仁　桑叶　瓜蒌皮　郁金（《临证指南医案·风温》）

风为天之阳气，温乃化热之邪，两阳熏灼，先伤上焦，种种变幻情状，不外手三阴为病薮。头胀，汗出，身热，咳嗽，必然并见，当与辛凉轻剂，清解为先。大忌辛温消散，劫烁清津。太阴无肃化之权，救逆则有蔗汁、芦根、玉竹、门冬之类也。苦寒沉降，损伤胃口，阳明顿失循序之司，救逆则有复脉、建中之类。大凡此症，骤变则为痉厥，缓变则为虚劳，则主治之方，总以甘药为要，或兼寒，或兼温，在人通变可也。（《临证指南医案·风温伤阴》）

案中所论对风温的发生发展规律和辨证论治有何影响？其蕴含的思政元素有哪些？

二、教学设计与实施过程

（一）教学方法

1. 联系比较法　结合《温热论》提出的"温邪上受，首先犯肺"的观点，以本案为基础，联系比较风温侵袭人体之后的主要病位以及病机变化规律以及各阶段的治疗要点，体会风温治疗用药的特色。

2. 启发式问题法　本案所论治法"微苦以清降，微辛以宣通""辛凉佐以微苦""当与辛凉轻剂，清解为先"，与《内经》治法思想有何关系？如何理解案中所论"大忌辛温消散，劫烁清津"？

3. 课堂讲授法　对本案中所涉及风温病机演变规律以及辨证论治方法的学习，总结风温的诊断要点以及辨证论治原则。

4. 求知探究法　案例结合风温的病因病机和临床表现，提出了风温的治法，与伤寒初期的治法有什么异同？治疗时应注意哪些方面？如何评价这些观点？

5. 翻转课堂法　以中国大学慕课温病学线上课程风温的病机演变规律及治则为基础，以本案引入风温病的病因病机以及演变规律、辨治原则的介绍，采用讨论互动式教学,实现翻转课堂。

（二）实施过程

1. 案例讨论,导入课程　医案一首先指出温邪是"从上而入",此述与《温热论》"温邪上受"相互应证。"风属阳,温化热,上焦近肺,肺气不得舒转,周行气阻"则指出风热邪气的温热属性及易犯上焦肺卫的病位特点,"肺气不得舒转,周行气阻"说明风热邪气犯肺后,由于影响了肺的宣发肃降功能,从而形成了肺气宣降失常的病理特点。医案二提出"风温入肺,气不肯降,形寒内热,胸痞,皆膹郁之象。"风热病邪从外而入侵犯肺经,导致肺气宣降失常,出现发热恶寒,胸痞。医案完整地表述了风温的病因风热病邪的侵入途径,首犯脏腑及临床表现。治疗遵《内经》"诸气膹郁,皆属于肺","风淫于内,治以辛凉,佐以苦甘""肺苦气上逆,急食苦以泄之",采用轻清走上,苦辛通降,宣发肺气的药物。

教学中可先引入医案的内容,引导学生思考引入的医案与本章节学习的内容有什么关系？体现了风温概念中的哪些知识点？医案中疾病的临床表现和演变与所学的风温病机演变规律的内容是否一致？对于风温的治法和伤寒初起的治法有什么区别？如何认识？医例体现了叶天士什么样的学术思想？

思政问题导入,医案的引入是培养学生临床思维和辨证能力的重要途径。温病医家存有大量的医案,多数内容丰富、文字简洁,主症明确,病机明了,治法贴切,用药特色鲜明。通过对医案的详细分析,叶天士在辨证论治风温时传承了《内经》的病机思想和治疗学观点,但有大胆质疑、细心求证、刻苦探索、和改革创新,体现医家精益求精的科学精神,从而激发学生的民族文化认同和家国情怀。

2. 互动讨论,条分缕析　医案中,叶天士提出了治疗风温的治疗禁忌,即"大忌辛温消散,劫烁清津""苦寒沉降,损伤胃口",如何理解？该案若误作伤寒而用辛温发散之羌、防,伤及卫阳,劫灼胃阴,则加重病情、犯温病忌汗之禁。风温初起,用"辛凉轻剂,清解为先"治疗,辛以散肺之邪气,凉以清肺卫之热,微苦以泄里热,不能用辛温消散或苦寒沉降之品。因为辛温消散药物,更能灼伤肺津,加重病情,苦寒沉降之药,引邪气深入且伤胃阳,导致中脏虚寒的变证,均会造成严重后果,体现医者仁心。

具体实施过程中,设置问题展开讨论,引发学生的思考。风温初起为什么用辛凉解表的治法？如果使用了辛温药物,会产生什么样的后果？风温的治疗思路可用于当下哪些疾病的治疗？有什么启示？

思政问题导入,风温证治与流行性感冒等的诊疗方案有相同之处,在临床运用时应当细察精详,详细辨证,一切从临床实际出发。结合医家对经典知识的运用,引导学生结合所学内容思考判断,加深学生对知识点的理解,培养学生的临床辨治思维和科学精神,同时提高解决问题的能力,培养大医情怀和家国情感,增强专业自信。

三、教学效果

（一）教学目标达成度

本部分旨在增强学生对风温概念的理解和认识,通过学习掌握风温的病因病机和辨证论治规律,能运用所学知识分析相应医案,提高临证思辨能力。授课过程中运用了问题启发、情景案例、联系比较、探究学习、翻转课堂等手段,引起学生学习和讨论兴趣,引导学生主动参与,深入思考,积极讨论,及时总结,学以致用。

(二)教师的反思

医案是中医理论在临床实践中的运用,同时也是开展中医理论知识学习、提高临床能力的一条重要途径。通过对医案的分析和讨论,充分发挥学生学习的自主性,提升学生分析问题、解决问题的能力,有利于辨证思维能力的培养。温病名家医案是选取的重点,如《临证指南医案》《王孟英医案》《医学衷中参西录》《丁甘仁医案》《重印全国名医验案类编》等,知识性和文学性兼备,对培养学生的思辨能力和文学素养大有裨益。

(三)学生的反馈

从案例入手,结合问题导入、联系比较、翻转课程、总结归纳,能引起学生的注意和兴趣。学生积极参与,各抒己见,互动讨论,思考案例,课堂气氛活跃,案例中折射的思政元素,如精益求精的工匠精神、救死扶伤的家国情感,可对学生学习产生积极影响。

案例三 《温病条辨》论风温

一、案例

四、太阴风温、温热、温疫、冬温,初起恶风寒者,桂枝汤主之;但热不恶寒而渴者,辛凉平剂银翘散主之。温毒、暑温、湿温、温疟,不在此例。

辛凉平剂银翘散方

连翘(一两) 银花(一两) 苦桔梗(六钱) 薄荷(六钱) 竹叶(四钱) 生甘草(五钱) 芥穗(四钱) 淡豆豉(五钱) 牛蒡子(六钱)

上杵为散,每服六钱,鲜苇根汤煎,香气大出,即取服,勿过煎。肺药取轻清,过煎则味浓而入中焦矣。病重者,约二时一服,日三服,夜一服;轻者三时一服,日二服;夜一服;病不解者,作再服。……胸膈闷者,加藿香三钱、郁金三钱,护膻中;渴甚者,加花粉;项肿咽痛者,加马勃、元参,衄者,去芥穗、豆豉,加白茅根三钱、侧柏炭三钱、栀子炭三钱;咳者,加杏仁利肺气;二、三日病犹在肺,热渐入里,加细生地、麦冬保津液;再不解或小便短者,加知母、黄芩、栀子之苦寒,与麦、地之甘寒,合化阴气,而治热淫所胜。(《温病条辨·上焦篇4》)

案中有哪些关于风温分型辨治的基本知识?其蕴含的思政元素突出表现在哪些方面?

二、教学设计与实施过程

(一)教学方法

1.联系比较法 以本案为例,比较《伤寒论》《温病条辨》对风温的理论和实践认识,理解伤寒初起和风温初起证治上的异同。

2. 课堂讲授法　对案中所涉风温初起邪袭肺卫证的临床表现、病机、治则、方药、加减、煎服法、治禁等做详细讲解,加深学生对邪袭肺卫证的整体认识。

3. 启发式问题法　本案所论风温与《伤寒论》风温有何异同? 如何认识案中所述风温的临床表现和治则? 银翘散的煎服法有什么特色? 银翘散为什么被称为"辛凉平剂"?

4. 求知探究法　结合银翘散的煎服法,思考为什么用煮散法? 胸膈闷,治法思路是加藿香、郁金,为什么?"护膻中"如何理解? 从银翘散的方后加减中受到什么启示?

5. 翻转课堂　以中国大学慕课温病学风温各证型分型辨治知识点线上视频为基础,结合本案案例,用讨论互动式教学方法,讨论邪袭肺卫证的具体辨治,实现翻转课堂。

6. 情景案例法　举例门诊遇见四种不同的病人主诉"发热,微恶风寒,口微渴,苔薄白,脉浮数"、"发热恶寒,汗出较多,身痛,舌白,脉浮缓"、"发热,微恶风寒,脘闷,苔腻,脉濡缓"、"发热恶寒,身痛,骨节疼痛,苔白,脉浮紧",如何辨证施治,引发学生的思考和讨论。

(二) 实施过程

1. 设置问题,导入课程　案中对银翘散的煎服法有较细致的描述,对风温初起的各种兼证也有详细加减。以本案为基础,设置问题,导入课程,结合温病名家论述,以引起学生学习的兴趣,激发学生自立自强、刻苦学习的精神。

具体实施过程中根据案中所述设置问题,如太阴风温、温热、温疫、冬温,初起出现恶风寒的表现,用什么方法治疗? 案中反映治疗风温初起的治法是什么? 作者制订本方的依据是什么?

思政问题导入,结合案中对风温的认识,比较《伤寒论》与《温病条辨》论述风温的异同,导入中医学术传承与创新思想。通过对风温病机、临床表现、治法、方药的学习,培养学生深入思考问题的能力和临证思辨能力。激发学生民族自豪感,增强文化自信,培养勤奋探索,勇于创新的思想。

2. 情景模拟,实训锻炼　从案中蕴含的风温初起出现但热不恶寒而渴的知识点入手,设置临床实训场景,借助案中论述伤寒与风温的区别,区分太阳伤寒、太阳中风、湿温初起、风温初起的临床表现,在对比联系中加深对风温临床表现和病机的认识。银翘散方后列举了煮散法、服法和加减法。以问题讨论方式导入课程,讨论煮散法的原因,服法的特殊之处,银翘散加减法的意义。

教学过程中,以问题方式展开讨论。如桂枝汤是否能作为风温初起的治疗方剂? 银翘散的药物配伍思路是什么? 银翘散从哪些方面体现了"治上焦如羽,非轻不举"的特点? 银翘散的治法特点与叶天士"在表初用辛凉轻剂"的思想有何联系? 结合当下临床实践,激发学生的共情感,培养学生的家国情怀和时代责任感。

思政问题导入,明清医家坚持一切从实际出发,实事求是的原则,对中医治疗外感热病理论的进行大胆创新。在认识和治疗风温时,详细辨察,仔细求证,对药物煎服法和方药加减做了详细的描述,体现医家观察之细微,思考之精深,辨证之详尽,用药之精准,医术之高超。本案既有详细的辨证,又有精当的用药,还有详细的服用方法和灵活变通的兼证加减法,学习本案,可使学生理解中医传承、帮助掌握基础知识、建立专业自信,培养创新精神、提高临床辨证思维能力。

三、教学效果

（一）教学目标达成度

本案通过对《温病条辨》原文学习,结合风温章邪袭肺卫证,使学生掌握风温初起的病因病机、临床表现和治则治法,建立对风温各证型的整体宏观概念和对邪袭肺卫证局部的微观认识。授课中运用了问题启发、情景案例、联系比较、互动讨论、医案分析、翻转课堂等手段,将邪袭肺卫证的内容深层剖析,鼓励学生敢于质疑、敢于创新,培养学生的临证思辨能力。知识传授和能力培养的过程中,引领学生体会医家面对新的疾病时的大胆质疑、勇于探索、敢于创新、善于总结精益求精的科学精神,在临证时思考精深、辨证精详、用药精准、善后精细的大医风范。

（二）教师的反思

邪袭肺卫证是风温第一个证型,引入正确的学习方法和借助思政引导对学生临床使用温病的理法方药治疗感染性疾病和传染病非常重要。结合古代医家对风温的论述和银翘散方证出处《温病条辨》原文,前后联系、古今对比、详细阐发原作者的治疗思想,从新的视角完成教学目标,拓展了知识面,提高了临床思辨能力,学生学习积极性和热情有所高涨。

（三）学生的反馈

案例还原古代温病学家从医的真实环境,反映的温病学知识虽有一定难度,但结合多种教学方法和热烈的讨论,仔细的分析,学生受益匪浅,通过前后对比,既加深了对原来所学知识的理解,又拓展了知识空间。

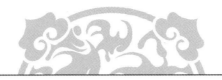

第九章 春 温

　　春温是由温热病邪引起的急性热病,临床上以发病急、病情重及初起里热较盛为其特点,好发于春季。春温的病变特点为在里郁热外发,发病之初即见气分或营分里热之证,病变过程中热势亢盛,故其伤阴明显。春温的治疗以清里热为原则,同时要顾护阴液,并注意透邪外达。春温的发病有初发气分和初发营分之异,并有兼夹表邪与不兼表邪的不同。发于气分者多为里热内郁少阳胆腑,治宜苦寒清热、透邪养阴,予黄芩汤加豆豉玄参方;若卫气同病者,治宜疏表清里,方用增损双解散。发于营分者,多为热灼营阴,治以清营泄热,主用清营汤;若卫营同病的,治宜泄卫透营,予银翘散去豆豉,加细生地、丹皮、大青叶,倍玄参方。春温的气分病变除上所述外,有热郁胸膈者,治宜清宣郁热,或清泄膈热,方用栀子豉汤、凉膈散;病邪传入阳明,阳明热邪炽盛,治宜清热保津,予白虎汤加味。若热结肠腑,属热结液亏者,治宜攻下腑实,增液滋阴,予增液承气汤;属热结气液俱亏的,治宜攻补兼施,予新加黄龙汤;属热结肠腑、小肠热盛者,治宜通腑泄热,予导赤承气汤。春温邪热从气分而传入营分者,治宜清营泄热,方用清营汤。若气(营)血两燔,治宜清热解毒,清营凉血救阴,用玉女煎去牛膝、熟地加细生地、玄参方,或化斑汤,或清瘟败毒饮;若热盛动血,治宜凉血散血、清热解毒,予犀角地黄汤;若热与血结,治宜凉血逐瘀,予桃仁承气汤。春温过程中热入心包者,治宜清心开窍,以清宫汤送服安宫牛黄丸或紫雪丹、至宝丹;若内闭外脱者,治宜开闭固脱,以生脉散或参附场送服安宫牛黄丸或至宝丹、紫雪丹。热盛动风治宜清热凉肝息风,以羚角钩藤加味。邪陷正衰,阳气暴脱者,急宜回阳固脱,予回阳救急汤。春温后期,热灼真阴者,治宜滋补肝肾、润养阴液,用加减复脉汤;若阴虚风动的,治宜滋阴养血、柔肝息风,予三甲复脉汤或大定风珠;若阴虚火炽的,治宜清热降火、育阴安神,予黄连阿胶汤;若邪留阴分,治宜滋养阴精、透热外达,方用青蒿鳖甲汤。

一、教学目标

(一)知识目标

1. 掌握春温的病因病理、辨析要点、治则治法、分型论治。

2. 掌握春温与风温、感冒、暑温、时疫等病证的鉴别。

3. 熟悉春温的历史沿革。

（二）能力目标

1. 通过对春温病因病机、诊断要点、辨证论治的学习，使学生掌握春温的发病机理以及如何对春温的各种分型进行治疗。

2. 通过对春温等相关病证的了解，学习它们的异同点，便于鉴别春温的相似病种，提高学生临床诊疗水平。

3. 通过了解历代医家对春温的认识，熟悉春温的发展历程，提高学生的临床思辨能力。

（三）思政目标

1. 通过对春温辨证论治的学习，让学生掌握春温各个分型所选用的方剂，了解医家根据病机择方选药的原因以及这些方剂的来源，理解治疗温病的方剂多由仲景方加减化裁而来，突出中医学术上的传承和创新，建立学生中医自信，理论自信，培养学生科学探索，传承创新的精神。

2. 通过对春温病因病机和传变规律的学习，了解医家根据具体的证候特点遣方用药，突出医家以人为本的思想，建立学生以人为本的社会主义核心价值观，培养学生尊重生命，敬畏生命的态度，激发学生对自然、生命、疾病及防治的认知水平，提升中医学术的创新与发展。

3. 通过对春温与风温、感冒、暑温、时疫等病证的鉴别学习，让学生掌握相似病证之间在发病季节、病性等上的区别，结合医案，引导学生在中医辨病的过程中要明察秋毫，培养学生见微知著的科学精神和临床辨证思维，将医德医风培养以及精湛技术融于医案教学，激发学生的责任担当，激励学生爱党、爱国，砥砺奋进，树立远大理想，做一名综合型的高素质中医人才。

二、思政元素分析

（一）继承与创新

春温的论述肇端于《黄帝内经》，如《素问·阴阳应象大论》说："冬伤于寒，春必温病。"《素问·金匮真言论》又说："藏于精者，春不病温。"而晋代王叔和演绎为"冬时严寒……中而即病者，名曰伤寒，不即病者，寒毒藏于肌肤，至春变为温病"。认为春温的发生外因是冬伤于寒，内因身不藏精，且病邪在体内有伏藏蕴化过程。其后有关春温的论述很多，其概念内涵也较繁杂，如《伤寒补亡论》中说："冬伤于寒，至春发者，谓之温病；冬不伤寒，而春自感风寒温气而病者，亦谓之温；及春有非节之气中人为疫者，亦谓之温。"郭氏所谓春温是对春季所患温病的总称，其中实际上包括了感受春季时令之邪，而即刻发病的新感温病如风温、温疫等。明初，王安道明确提出本病为怫热自内而达于外，故起病即见里热之证，从而揭示了春温的证候机理，并强调治疗以"清里热"为主。对春温的因证脉治提出较系统论述的，首推叶天士。《三时伏气外感篇》中："春温一证，由冬令收藏未固，昔人以冬寒内伏，藏于少阴，入春发于少阳，以春木内应肝胆也。"其治法"以黄芩汤为主方,苦寒直清里热"。认为春温系一种伏气温病,发病之初即见胆热症状,但也提出有:"外邪先受,引动在里伏热"者,即新感引动伏邪者,"必先辛凉以解新邪,继进苦寒以清里热"。《通俗伤寒论》中对春温的发病部位及证候类型有精辟的阐述:"伏温内发,新寒外束,有实有虚,实邪多发于少阳、膜原,虚邪多发于少阴血分阴分"。《六因条辨》中列有"春温条辨"专篇,对本病证治条分缕析,较切合临证实用。

历代医家对春温的认识不尽一致,所探讨的范围有大有小,这些认识是在先贤们的基础上不断发展起来的,而对春温的治疗,医家们亦是灵活的选用先贤方剂加减化裁,继承和创新了前人的成果。如五加减承气汤、化斑汤、加减复脉汤系列方等。从古代医家对春温的论述和吴鞠通论治春温的临证经验可以看出,医家们对温病的发展所做出的贡献,均是基于前人的理论而发展创新。明清医家变革了传统外感热病的治疗思路,创立了温病卫气营血、三焦辨证,理论上和治疗上均有突破。当代中医当秉持先贤们传承精华、守正创新的精神,为中医药事业的发展而奋斗。

(二)以人为本

春温的病因自《黄帝内经》始,传统的观点认为是"伏寒化温"的温热病邪。春温初起即表现出里热亢盛的证候特点。阴精先亏,正气不足是春温发病的内在基础,如《素问·金匮真言论》所言:"夫精者,身之本也,故藏于精者,春不病温。"虽然春温起病即见里热炽盛表现,但因人体感邪的轻重、体质的情况有所不同,春温初期,有病发于气分和病发于营分之别,其病势发展也不一样。医家依据人的体质以及病症特点进行遣方用药,体现了医家以人为本的思想。春温病在辨证治疗过程中,要时时注意顾护津液,在不同阶段其证候特点不同,医家立足于人自身,以正气为本,辨证治疗。春温的传变规律揭示了疾病的发展并非一成不变的,医家要本着以人为本的精神,对疾病进行治疗。现代青年学子要秉持中医"以人为本"的核心观,不断提高自身水平,树立保卫人民生命健康的家国情怀,努力学习,为中医药添砖加瓦。

(三)见微知著

春温是由温热病邪引起的急性外感热病,其起病多见明显的里热证候,有发热,心烦,口渴,舌红等症状,春温与风温、感冒、暑温、时疫有一定的相似性,临床需要注意鉴别。春温与风温两者均发生于春季,均是温热性质的温病,皆有发病急、变化快、传变快的特点。

但风温是感受风热病邪而病,初起以邪在肺卫之表热证为主,病变以肺为中心,后期以肺胃阴伤为多见;春温是感受温热病邪而病,邪热由里外发,初起以里热证为主,或发于气分,或发于营分,后期以肝肾阴伤为多见。春温若属新感引发,可伴见恶寒、无汗和少汗等表证,易与感冒相混淆,感冒四季皆可发生,初起以肺卫表证为主,无里热见证。春温与暑温两者均有里热亢盛的证候表现,但两者有发病季节的不同,即发于夏至之前者为春温,发于夏至之后者为暑温。相似疾病之间的鉴别,对于医家的临证处方有重要意义,同时对于疾病证候病机的把握,亦是促进中医学术发展的关键。吴鞠通对春温后期的治疗提出:"壮火尚盛者,不得用定风珠、复脉。邪少虚多者,不得用黄连阿胶汤。阴虚欲痉者,不得用青蒿鳖甲汤"。这就反映了医家在病机、处方不对应时,见微知著,灵活选用治法和方药,同时也告诫医者必须深思熟虑,辨证准确,否则会加重患者病情。

从春温与风温、感冒、时疫等疾病的区别可以看出医家对疾病辨证的准确性,突出了历代医家在对疾病不断探索的基础上,精研医理,谨慎求证的态度,体现出医家们刻苦钻研、见微知著的科学精神。通过对相似疾病的学习,加深学生对春温的认识,培养学生见微知著的科学精神和临床辨证思维,激发学生的责任担当,坚定生命至重、济世救人的医学初心,更好服务于人民的健康,推动中医药事业的发展。

案例一 《温病条辨》论春温

一、案例

风温、温热、温疫、温毒、冬温,邪在阳明久羁,或已下,或未下,身热面赤,口干舌燥,甚则齿黑唇裂,脉沉实者,仍可下之;脉虚大,手足心热甚于手足背者,加减复脉汤主之。(《温病条辨·下焦篇》)

阳明温病,下之不通,其证有五:应下失下,正虚不能运药,不运药者死,新加黄龙汤主之。喘促不宁,痰涎壅滞,右寸实大,肺气不降者,宣白承气汤主之。左尺牢坚,小便赤痛,时烦渴甚,导赤承气汤主之。邪闭心包,神昏舌短,内窍不通,饮不解渴者,牛黄承气汤主之。津液不足,无水舟停者,间服增液,再不下者,增液承气汤主之。(《温病条辨·中焦篇》)

案中有哪些关于春温分型辨治的基本知识?其蕴含的思政元素突出表现在哪些方面?

二、教学设计与实施过程

(一)教学方法

1. 联系比较法　以本案为例,比较《伤寒论》中炙甘草汤(复脉汤)和吴鞠通加减复脉汤在适应证的区别与联系,理解两方的理论渊源。

2. 课堂讲授法　对案中所涉春温气分证治中阳明热结证和热灼真阴证治中真阴亏损证的临床表现、病机、治则、方药、加减、煎服法、治禁等做详细讲解,加深学生对春温气分证和春温后期证治的理解。

3. 启发式问题法　本案所论阳明温病下法的治疗,其中涉及春温热结阳明的方剂有哪些?如何认识案中所述春温后期的临床表现和治则?新加黄龙汤是由哪个方剂化裁而来?如何理解案中"应下失下,正虚不能运药,不运药者死"这句话?

4. 求知探究法　结合春温后期阴伤的表现,与风温后期阴伤有何区别?春温热结肠腑证为何会兼见有气液两虚证候,如何理解这种证候?新加黄龙汤中加有姜汁,有何作用?

5. 翻转课堂法　以中国大学慕课温病学春温章各证型分型辨治知识点线上视频为基础,结合本案,用讨论互动式教学方法,讨论阳明热结证和真阴亏损证的具体辨治,实现翻转课堂。

（二）实施过程

1.前后对比，导入课程　本案是吴鞠通论述春温证治的文献，涉及有春温后期真阴亏损证和阳明热结证等证治，其中，论述春温后期阴伤的表现时，结合《伤寒论》炙甘草汤的病机特点，就温病阳亢阴竭变通了仲景炙甘草汤的方药组成，去参、桂、姜、枣等补阳之品，加白芍养阴。同样针对阳明温病，下之不通情况，吴鞠通创造性地提出了五个加减承气汤，而春温阳明热结证涉及有三个证候，即腑实兼阴液亏损的增液承气汤、腑实兼气液两虚的新加黄龙汤以及腑实兼小肠热盛的导赤承气汤。以本案为例，结合《伤寒论》证治条文，前后对比，导入课程，并结合医家成长背景及时代背景，让学生了解温病的发展及温病的治疗方法，激发学生学习温病的热情，从而更好地掌握春温病的相关证治。

具体教学中设置情形来说明春温病的证治特点，可用问题或提问等方式导入新课，如春温发病的内在基础是什么？风温和春温后期均有阴伤的表现，两者有何区别？春温气分阶段，都有哪些证候？

思政问题导入，结合吴鞠通辨治春温病的特点，就其所用方剂，引出吴鞠通"用古法而不拘用古方"的传承创新精神，将本案所涉及方剂与仲景方相对比，一方面让学生理解春温病的相关证治，另一方面让学生了解治疗温病的方法并不是一蹴而就，而是在前人的基础上发展创新，激发学生自立自强，刻苦努力的精神，同时也要让学生认识到中医的发展离不开古代先贤们所作出的努力，要秉持传承与创新的态度，对中医学术进行探索，发扬中医。

2.案例讨论，导入课程　从案中蕴含的相关知识入手，结合问题，导入课程。如本案中关于阳明温病的阴液耗伤，有几种情形？如何理解"邪少虚多"这类证候？都有哪些代表方剂？阳明温病下法的证候有哪些？

具体实施过程中，可以案中所述内容为依据，设置问题并展开讨论。从本案中所提到的阳明温病阴液耗伤两种证候特点展开教学，一是脉沉实，并见身热面赤，口干舌燥，甚则齿黑唇裂，属于阳明腑实之证，其治疗方法是什么？二是脉呈虚大，手足心热甚于手足背，则属肾阴大伤之证，采用的是加减复脉汤以滋养肾阴。进而学习"邪少虚多"这类证候类型，掌握加减复脉汤的应用指征，以及此方的配伍要义。

思政问题导入，明清时期温病学术流派形成，医家坚持一切从实际出发，实事求是的原则，对中医治疗外感热病理论的进行大胆创新。吴鞠通辨治春温的方法，体现其"师古不泥古"思想，其大胆对仲景方剂进行化裁，体现了医家观察之细微，思考之精深，辨证之详尽，用药之精准，医术之高超。学习本案，可以让学生感受中医传承的魅力，同时帮助其掌握基础知识，建立专业自信，培养学生的创新精神。

三、教学效果

（一）教学目标达成度

通过本案《温病条辨》相关原文的学习，结合春温章真阴亏损和阳明热结的相关知识点，目的是让学生掌握春温气分证和春温后期的病因病机、临床表现和治则治法这些基本知识,在此基础上建立对春温各证型的整体宏观概念;授课中运用了问题启发、情景案例、联系比较、互动讨论、翻转课堂等手段,条分缕析地将春温阳明热结证和春温后期真阴亏损证的内容深层剖析,鼓励学生们敢于质疑、敢于创新,培养学生的临证思辨能力;在此基础上,引领学生体会先贤医家在面对新的疾病时大胆质疑、勇于探索、敢于创新、善于总结精益求精的科学精神。同时在教学中结合思政,引导学生主动探究知识的内涵,详尽阐述名家的临证思路和仁医情怀,启发学生正确认识自己的使命,培养学生临证水平和专业素养,使学生认识到学习温病学是临床的需要、时代的需要、成才的需要,从而成为坚定的中医文化传承者和中医学术创新者。

（二）教师的反思

春温病初起就有里热炽盛的表现,在病变的过程中易出现耗伤阴液和热结于里的情况,因此引入正确的学习方法和借助思政引导学生临床应用温病的治疗方法是非常重要。在教学过程中,要注意前后联系,通过多种教学手段和方法,提高学生主动学习的积极性,在对比的时候结合历代医家对春温证候的论述和《伤寒论》中的有关条文,展现相似证候的治疗方法,突出医家的学术思想。通过结合原著的学习,学生们对复脉汤证和承气汤证有了深刻的认识,大大拓展了知识面,并且提高了临床思辨能力,学习积极性和热情有所高涨。然而由于课时所限,不能将所有的方证都能结合原文和医案一一阐述,在后续教学中将逐渐寻求解决的方法。

（三）学生的反馈

从医案入手,以问题导入、医案讨论、联系比较、翻转课程、总结归纳等方法,主要目的是调动学生学习的积极性、主动性和创造性,通过对春温证候的学习,了解春温发病的类型,让学生广泛参与,各抒己见,活跃课堂气氛,完成学习目标。对于教学中的不足之处,根据学生的具体反馈信息,改进教学手段,提高课堂教学效果。

案例二　叶天士论春温

一、案例

春温一证,由冬令收藏未固,昔人以冬寒内伏,藏于少阴,入春发于少阳,以春木内应肝胆也。寒邪深伏,已经化热。昔贤以黄芩汤为主方,苦寒直清里热,热伏于阴,苦味坚阴乃正治也,知温邪忌散,不与暴感门同法。若因外邪先受,引动在里伏热,必先辛凉以解新邪,继进苦寒以清里热。况热乃无形之气,幼医多用消滞,攻治有形,胃汁先涸,阴液劫尽者多矣。（《临证指南医案·幼科要略·伏气》）

谢　积劳伤阳,卫疏,温邪上受,内入乎肺。肺主周身之气,气窒不化,外寒似战栗,其温邪内郁,必从热化。今气短胸满,病邪在上,大便泻出稀水,肺与大肠表里相应,亦由热迫下泄耳。用辛凉轻剂为稳。

杏仁　桔梗　香豉　橘红　枳壳　薄荷　连翘　茯苓（《临证指南医案·温热》）

丁　口鼻吸入热秽,肺先受邪,气痹不主宣通,其邪热由中及于募原,布散营卫,遂为寒热。既为邪踞,自然痞闷不饥,虽邪轻,未为深害,留连不已,热蒸形消,所谓病伤,渐至于损而后已。桂枝白虎汤。

又　气分之热稍平,日久胃津消乏,不饥,不欲纳食。大忌香燥破气之药,以景岳玉女煎,多进可效。忌食辛辣肥腻自安。竹叶石膏汤加鲜枸杞根皮。(《临证指南医案·温热》)

二、教学设计与实施过程

(一)教学方法

1. 联系比较法　将《内经》《伤寒补亡论》等历代医家有关春温的论述与本案相联系,比较春温病机特点的变化和其治疗方法,了解春温病的发展演变。

2. 课堂讲授法　对案中所涉春温的病因病理、诊治方法、治禁等做详细讲解,以医案为导向总结春温的诊断要点以及辨证论治原则,加深学生对春温病的认识。

3. 启发式问题法　本案所论春温与《内经》"冬伤于寒,春必病温"有何联系? 本案所论春温的病因有几种? 案中关于春温的禁忌都有哪些? 两个医案的病因是什么?

4. 求知探究法　如何理解春温"藏于少阴,入春发于少阳"? 如何理解春温忌汗? 案中所论"温邪忌散"在什么情况下不适用? 本案针对小儿温病有何指导意义?

5. 翻转课堂法　以中国大学慕课温病学春温概念与沿革、病因病理等知识点线上视频为基础,结合本案,用讨论互动式教学方法,讨论春温的病因、治则治法以及治疗禁忌,实现翻转课堂。

(二)实施过程

1. 前后联系,导入课程　从《内经》对春温的认识入手,将历代医家对春温的认识串联起来,对春温的概念与历史沿革和临床特点进行详细阐发。结合历代医家的论述,明确春温的病因以及证候机理,自明清时期才趋于完善。以叶天士对春温的论述为例,引入课程,学习春温的发病、病因、治疗原则以及治疗禁忌等。让学生从历史发展的角度学习春温的内涵和外延,激发学生的兴趣,从而更好地理解春温的概念。

具体教学中设置情形来说明春温的内涵和外延,可用问题或提问等方式导入新课,如春温的发病为何是"入春发于少阳"? 这种说法继承了什么思想? 春温的治疗以"清里热"为主,那其是否有表证? 春温的治疗禁忌有哪些?

思政问题导入,结合历代医家对春温病因、治疗原则和治疗禁忌的阐发,突出春温理论的完善是经历了先贤们不断探索才逐步形成。医家们对春温进行详细辨证,坚持一切从临床实际出发,以免失治误治。通过对春温治疗禁忌的学习,引导学生在临床实践中要秉持以人为本的思想,将所学内容准确的应用到临床,树立保卫人民生命健康的家国情怀。

2. 案例讨论,导入课程　学习完春温的基本概念和历史沿革,为了加深学生对春温概念的理解和学习春温病机演变规律,此时适当引入医案,尤其是简单的医案能起到画龙点睛的作用。医案一是温邪入肺,内郁化热,致使气短胸满,热迫下泄;医案二是热邪伤肺,气机阻滞,热伤胃津。两则医案涉及春温初发证治和传变,对学生理解春温的概念和传变规律有一定的帮助,同时结合叶天士对春温的论述,加深学生对叶天士学术思想的认识以及对春温病因和治则治法的掌握。

具体教学中可先引入医案的内容,略去病名以及治疗的部分,引导学生思考引入的医案与本章节学习的内容有什么关系?体现了春温概念中的哪些知识点?医案中疾病的临床表现和演变与所学的春温病机演变规律的内容是否一致?医案体现了叶天士什么样的学术思想?

思政问题导入,温病学学习中,医案的引入是培养学生临床思维和辨证能力的重要途径。医案的选择,既要符合章节知识的特点,又要符合学生当前的学情现状。通过对医案的详细分析引出学习内容,案中叶天士针对小儿的发病特点,指出不可拘泥于小儿必有食滞之说,将无形之热邪误作为有形之食滞去治疗,滥用消导之品。从中可以看出叶天士以人为本的学术品格,引导学生在辨治温病时当有大医胸怀,要能够大胆质疑,细心求证,刻苦探索,不断提高自身的水平,秉持治病救人,以人为本的职业责任,将中医事业发扬光大。

三、教学效果

(一)教学目标达成度

通过本医案,旨在增强学生们对春温概念的理解和认识,并且通过学习掌握春温的病因病机、治禁和辨证论治规律,能运用所学知识分析相应医案,提高临证思辨能力。授课中运用了问题启发、情景案例、联系比较、翻转课堂等手段。突出章节重点知识,引起学生学习和讨论兴趣,学习结合思政,引导学生主动探究,积极讨论,及时总结,学以致用,以达到教学目标。

(二)教师的反思

通过对医案的分析和讨论,不仅可以将前期所学基础知识融会贯通,还可以充分发挥学生学习的自主性,提升学生分析问题、解决问题的能力,有利于其辨证思维能力的培养。选择《临证指南医案》中关于春温的典型医案在适当的时候引入教学,并对医案进行互动讨论和思考总结,在一定程度上加深了学生们对春温概念、病因病机、传变规律以及治则治法治禁的认识,从教学效果来看,学生参与度较高,反响较好。不足之处是如翻转课堂的难度和学生缺乏学习主动性等问题,要循序渐进进行引导,最终把学生主动学习的积极性调动起来。

(三)学生的反馈

从医案入手,结合问题导入、联系比较、翻转课程、总结归纳等方法,能引起学生的注意和兴趣,学生积极参与,各抒己见,互动讨论,课堂气氛活跃。医案中折射的思政元素如以人为本和救死扶伤的精神也令大家深受启发。

案例三　《时病论》春温案

一、案例

城东章某,得春温时病。前医不识,遂谓伤寒,辄用荆、防、羌、独等药。一剂得汗,身热退清,次剂罔灵,复热如火,大渴饮冷,其势如狂。更医治之,谓为火证,竟以三黄解毒为君不但热势不平,更变神昏疯,急来商治于丰。诊其脉,弦滑有力,视其舌,黄燥无津。丰曰:"此春温病也,初起本宜发汗,解其在表之寒,所以热从汗解。惜乎继服原方,过汗遂化为燥,又加苦寒遏其邪热;以致诸变丛生。当从邪入心包,肝风内动治之。"急以祛热宣窍法[连翘、犀角(现已禁用,以水牛角代)川贝母、鲜菖蒲、至宝丹]加羚角、钩藤。服一剂,疯稍定,神识亦清,惟津液未回,唇舌尚燥,守旧法,除去至宝、菖蒲,加入沙参、鲜地,连尝三剂,诸恙咸安。(雷丰《时病论·春温过汗变症》)

二、教学设计与实施过程

（一）教学方法

1. 联系比较法　以本案为例,比较之前所学伤寒、风温等证候特点,了解这几种疾病之间的区别,加深对春温病的认识。

2. 课堂讲授法　对案中所涉春温证候的辨证论治展开讲授,并将其他证候的临床表现、病机、治则、方药、治禁等做详细讲解,加深学生对春温证治的理解。

3. 启发式问题法　将本案只展示前部分,引导学生提出问题,如本案初起医家采用荆、防、羌、独等解表药,为何第二剂则无效,且病情加重? 更换医生以火证治疗,为何依然加重? 本案初起有表证,是否属于春温? 本案治疗到后期属于春温的哪种证候?

4. 求知探究法　结合本案,如何理解后期出现神昏症状? 结合之前所学,风温是否存在有神昏的表现? 两者所采用的治疗方法是否一致? 联想温病学中还有哪种病也会有神昏的表现?

5. 翻转课堂法　以中国大学慕课温病学春温鉴别诊断知识点线上视频为基础,结合本案,用讨论互动式教学方法,讨论春温与风温、时疫、感冒等证候的区别,实现翻转课堂。

（二）实施过程

1. 案例讨论,导入课程　从医案中蕴含的相关知识入手,结合问题,导入课程。医案是医家诊治疾病过程的体现,可以从中学习到医家辨治疾病的思维过程,学习完春温的证候辨治,需要结合具体的实例来掌握与春温相似证候的鉴别要点。春温初起一般以里热症为主,但亦有表证,此案初起医家将其按伤寒诊治,以解表发散药为主,虽也有缓解的趋势,但再服即无效,这与感冒、伤寒等初起病位在卫表的证候有相似之处,易于混淆。以本案为例,结合之前所学伤寒、风温等知识点,与春温进行鉴别,加深学生对春温辨证要点的掌握,并让学生了解到辨证准确的必要性,否则将差之毫厘失之千里,让疾病发生传变。

具体实施过程中,可以案中所述内容为依据,设置问题并展开讨论。在讲授课程时将本案病名及后半段雷丰释义隐去,仅展示医家误治过程,以问题为导向,如医案中出现的医家以伤寒治疗,初起有效,后来又加重,如何解释这种现象?温病与伤寒均具有发热的表现,如何区别这两者?本案初期与风温、感冒如何区别?案中误治后有大渴饮冷的证候,与暑温有何不同?让学生们先思考,带着问题进而开始讲授所学课程要点。

思政问题导入,结合本案雷丰的释义,让学生掌握相似病证之间的区别,引导学生在中医辨病的过程中要明察秋毫,培养学生见微知著的科学精神和临床辨证思维,激发学生的责任担当,激励学生爱党、爱国,砥砺奋进,树立远大理想,做一名综合型的高素质中医人才。

2. 互动讨论,条分缕析 将案中蕴含的相关知识结合问题,进一步分析。医案后半部分是雷丰的释义,他将本案医家误治的原因进行阐释,第一次误治是将春温误为伤寒,而发汗过,第二次误治是将身热、大渴饮冷误作热证,以清热解毒法治疗,使病情加重。结合两次误治的原因,医者触犯了"温病忌汗"以及苦寒伤阴的禁忌,而雷丰依据病情的发展变化,抓准病机,从心肝论治,使病情趋于稳定,展现了医家求真的科学态度。将温病的治疗禁忌以及医家如何辨证与学生进行讨论,加深学生对春温病的辨证认识。

具体实施过程中,可以结合问题并展开讨论。如医案中出现的前两位医家为何会辨证失误?案中涉及温病的哪些禁忌?春温的身热与暑温的身热有何区别?春温有热,用苦寒药物治疗为何会出现变证?春温过汗的治疗思路与我们所学的哪种疾病的治疗相似?对我们有什么启示?

思政问题导入,春温的辨治要点及与其他疾病的鉴别,是学生学习本章节的重点,以失治误治医案为例,不仅加深学生对春温辨证论治的学习,同时也让学生们认识到辨治疾病要有大局观、整体观,不可见一症就治其症,要了解疾病的发生发展过程。在此基础上,培养学生大局观以及见微知著的科学精神,激励学生学好中医,成为一名合格的中医大夫,为广大人民的健康事业做出贡献。

三、教学效果

(一)教学目标达成度

通过本案,旨在增强学生们对春温辨证和相似病症鉴别的能力,并且通过学习掌握春温与风温、感冒、暑温等疾病的鉴别点,能运用所学知识分析相应医案,提高临证思辨能力。授课中运用了问题启发、情景案例、联系比较、翻转课堂等手段。突出章节重点知识,引起学生学习和讨论兴趣,学习结合思政,引导学生主动探究,积极讨论,通过学习也让学生认识到辨证要讲究大局观,见微知著,了解疾病的传变规律,学以致用,以达到教学目标。

(二)教师的反思

通过对医案的分析和讨论,将前期所学基础知识融会贯通,充分发挥学生学习的自主性,提升学生分析问题、解决问题的能力,有利于其辨证思维能力的培养。将春温过汗误治医案引入教学,并对医案进行互动讨论和思考总结,在一定程度上加深了学生们对春温传变以及辨证要点、治疗禁忌的认识,从教学效果来看,学生参与度较高,反响较好。不足之处是如翻转课堂的难度和学生缺乏学习主动性等问题,要循序渐进进行引导,最终把学生主动学习的积极性调动起来。

(三)学生的反馈

从医案入手,以问题导入、医案讨论、联系比较、翻转课程、总结归纳等方法,主要目的是调动学生学习的积极性、主动性和创造性,通过对春温过汗医案的学习,了解春温病及其相似病症的辨证要点以及失治误治后如何处理,让学生广泛参与,各抒己见,活跃课堂气氛,完成学习目标。

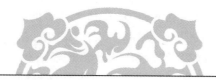

第十章　暑　温

　　暑温是夏季温病的代表病种。学习本章要掌握暑温的病证特点、治则治法以及本病传变过程中各证型的辨证治疗，熟悉暑温兼湿与不兼湿的病理变化和证治上的区别。掌握暑温的理论证治内容，不仅能具备辨治临床常见暑病的能力，而且可以熟悉温病多种危急病证的救治方法。在讨论本章时，可从夏季气候特点、暑热病邪的致病特点入手来阐述暑温的病理变化特点，暑温的证型大致有兼湿与不兼湿两大类，因而虽然其病因可统称为暑热病邪，但其中兼湿者又可称为暑湿病邪，此类暑病应注意与湿温相鉴别。此外，暑温病有猝中心营及后期宜用酸泄酸敛的特点，与其他温病有所区别。本章中还介绍了暑厥、暑风、暑瘵、暑秽、冒暑等病证。通过学习，要掌握上述各种病证的概念和辨治大法。

一、教学目标

（一）知识目标

1.掌握暑温概念、诊断要点、病因病理、辨析要点、治则治法、分型论治。
2.熟悉暑温历史沿革与西医病种关系。
3.了解暑温的现代研究进展。

（二）能力目标

1.通过自主学习，学会辨别暑温，提高学生甄别疾病、临床辨治和分析问题的能力。
2.通过学习，理解"夏暑发自阳明"的具体含义，正确辨析暑温。
3.通过学习，培养学生利用多种信息资源的能力和自主学习的能力。

（三）思政目标

1.通过对暑温概念以及源流、发病季节、"夏暑发自阳明"等知识的学习，理解暑温理论是古代医家在与外感疾病作斗争的艰辛历史过程中探索创新形成的，突出中华民族千百年来的文化传承和不畏艰难的探索精神，培养学生中医文化自信和创新探索精神。

2.通过对暑温病因发病以及病机发展规律的学习，结合常见疾病，让学生掌握暑温的传变趋势，突出医家以人为本的思想，培养学生尊重生命，敬畏生命的态度，激发学生对自然、生命、疾病及防治的认知意识,提升中医学术的创新与发展。

3.通过对暑温与疫毒痢等病证的鉴别学习,让学生掌握相似病证之间在发病季节、病性等方面的区别,结合医案,引导学生在中医辨病过程中要明察秋毫,培养学生见微知著的科学精神和临床辨证思维能力,将医德医风培养以及精湛技术融于医案教学,激发学生的责任担当,砥砺奋进,家国情怀和中医事业信心。

4.通过对暑温临床分型以及辨证论治的学习,突出中医学术的传承和创新,建立学生中医自信,理论自信,培养学生科学探索,传承创新的精神。

5.结合具体医案,引导学生运用所学知识分析医案,从而培养学生的科学质疑精神和临床辨证思维能力,培养学生的担当意识,引导学生学以致用,激发学生热爱祖国、热爱人民、热爱中医,建立专业自信,培养大医情怀,锤炼临床技能,提升辨证思维,树立远大理想,做一名德艺双馨的综合型中医人才。

6.补充著名温病学家医案、经典原著和学术思想,激励学生自主刻苦学习、奋发向上的精神,培养学生对中医经典课程良好的学习情感。在案例分析过程中,引导学生认识温病学理论在临床的具体应用,培养学生勤于思考、严谨细心、团结协作的精神,树立理论联系实际,学以致用的意识,形成良好的职业道德素质。

二、思政元素分析

(一)守正创新与继承发展

暑温是发生于夏季的一种急性外感热病,其发病有严格的季节性,临床发病急、传变快且变证多。早在《黄帝内经》中就提出了暑病发病的特点与临床症状,张仲景在《金匮要略》中所述"暍"即是暑病。在此基础上,清代温病学家对暑病的认识更加深入,暑温证治内容不断丰富,成为四时温病中的重要病种。通过对暑温的学习,明确暑温理论是古代医家在与外感疾病作斗争的艰辛历史过程中不断增强认识,探索创新形成的,是中华民族千百年来文化传承和不畏艰难探索精神的体现,使学生养成传承、质疑、求索、创新的学习习惯与开拓精神,培养学生中医文化自信和创新探索精神。

(二)迎难而上与无私奉献

暑温在传变过程中不仅传变快,而且变证多,临床常见动风、动血、扰神等急危重症,如病程久者甚至还可能遗留痴呆、失语、耳聋以及瘫痪等后遗症。20世纪50年代流行性乙型脑炎流行,在面对没有治疗经验可参考、没有治疗方案可用、传染性强、病死率高的困境时,当代温病学家迎难而上,不畏艰险,深入疫情一线,通过大量临床观察并最终确定治疗方案,一经使用便基本控制乙脑流行局面,在取得重大临床疗效之后,又毫无保留地将治疗经验全面推广并当面传授,他们用实际行动生动诠释了医者仁心,救死扶伤,不畏艰难困苦,面对疫情迎难而上的无私奉献精神。通过学习,帮助学生树立敢于直面挑战的信心,时刻准备奉献自我的决心,培养德行兼备的中医药专业人才。

(三)同中有异与灵活变通

暑温是夏季的常见温病,历代医家在长期的临床实践中形成了系统完备的辨治暑温的理论及治则方药。我国幅员辽阔,南北气候有别,生活习惯有差异,因此临床辨治暑温时需考虑因时、因地、因人而异,不可固守成方。比如暑有兼湿与不兼湿之别,兼湿者尚需祛湿,或散寒;不兼湿者往往容易耗伤气津,传变迅速,治疗时以益气救津为主。所以在治疗暑温时应注意详加辨别。学习时可结合实际案例让学生体会"法无定法,法随证立,方从法从"的治疗思想,在学习和生活中既要了解事物发展的一般规律,更要懂得举一反三,灵活变通,不能拘泥于一法一方,方能积极应对多变的临床病症。

案例一 郭可明辨治乙脑经验

一、案例

1954 年夏天,河北省石家庄市连降 7 天暴雨,天气潮热,加上洪水过境,湿气大盛,以致湿热熏蒸。受当时卫生防疫条件所限,灾后石家庄蚊虫滋生,很快暴发了乙脑。由于当时西医缺乏有效的治疗手段,病患死亡率高达 50%,疫情一时难以控制。时任石家庄市卫生局局长的袁以群决定以石家庄市传染病医院郭可明为首,组成中医治疗小组,奔赴乙脑救治一线。

郭可明认为,虽然中医经典古籍中没有所谓"乙脑"的记载,但从乙脑的发病节气、以发热为主症且具有强烈传染性等临床表现来看,乙脑应该属于中医"温病"中"暑温"的范畴,并提出了以白虎汤、清瘟败毒饮为主方,重用生石膏,配合使用安宫牛黄丸和至宝丹的治疗方案,快速运用于临床。在这种治疗方案的指导下,经中西医合作治疗的 34 名乙脑患者无 1 例死亡,取得了奇迹般的效果。

1957 年夏,北京市再次出现乙脑疫情,当时采用了大锅汤煎服白虎汤的方法进行治疗,没想到治疗效果不甚理想,疫情没有得到有效控制。此时有人开始质疑中医治疗乙脑是否真的有效,同时也引发了关于温病暑温治疗"湿重还是热重"的广泛讨论。在这种情况下,卫生部再次调郭可明进京,帮助北京市救治乙脑。郭可明到北京市中医医院,与北京的名老中医宗维新、姚正平等共同治疗乙脑。当年在北京市中医医院共收治乙脑患者 50 例,其中治愈 45 例,死亡 5 例,治愈率达到 90%,再次用事实证明了中医治疗乙脑疗效的可靠性。(《石家庄日报》,2000-3-12)

二、教学设计与实施过程

（一）教学方法

1. 课堂讲授法 通过图片、文字等方式,介绍当代温病大家郭可明治疗暑温的事迹,使学生掌握暑温的概念及其与现代医学的关系,了解温病理论知识在临床的具体应用。

2. 启发式问题法 采用设问方式引起学生对教学内容的关注和思考,如叶天士提出"夏暑发自阳明","暑必兼湿"等观点,如何理解?

3. 情景案例法 通过介绍石家庄乙脑治疗实例,引出本节课主题,导入情境式教学,以案例及讨论评述的方式讨论暑温的特点,让学生在案例探究中深入理解暑温,激发学生的学习兴趣。

4.联系比较法 通过对比历代医家对暑温的认识及辨治原则,对暑温的知识要点进行学习,使学生能前后对比,系统了解辨治暑温病理论的形成过程。

5.求知探究法 近年来新发、突发传染病日益增多,作为古代医家辨治传染性疾病经验的总结,温病学是实用性很强的一门课程,利用学生求知欲强的特点,应用求知探究的教学方法,引导学生对知识点进行归纳,同时启发学生的创新思维。如《金匮要略》中治暑病的方法有哪些? 这些方法对温病学家有何启发?

6.翻转课堂法 以中国大学慕课温病学线上课程暑温为基础,以本案引入暑温的内容,鼓励学生积极参与讨论,实现翻转课堂教学方法,强化互动。

以上常用教学方法,根据实际需要灵活选用,亦可综合运用。

(二)实施过程

1.创建情境,导入课程 通过介绍20世纪70年代石家庄乙脑流行的情况,引出当代温病大家辨治乙脑的事迹,激发学生学习兴趣和学习欲望,探讨暑温的概念及其与现代医学的关系,加强学生对暑温概念的理解,以及中医学与现代医学在辨治疾病中的异同,了解如何将理论应用于临床,培养学生对中医经典课程良好的学习情感。

思政问题导入,通过介绍学习辨治乙脑的事迹,让学习者体会温病理论与临床联系紧密性的同时,学习温病学家刻苦用功,熟读经典的学习精神;面对疫情时勇于担当、刻苦钻研、迎难而上的大无畏精神;将经验倾囊相授、培养传人的无私奉献精神。增强学生的专业自信与自豪感,帮助其树立坚定的专业信仰,培养有较高职业操守的专业人才。

2.学古论今,课堂翻转 《金匮要略·痉湿暍病脉证治第二》中已经学习了暍病相关内容,学生对暑病特点、症状以及临床论治已具备一定理论基础。本节以温病学线上课程"暑温"为基础,结合前期课程相关内容并引入讨论,成功实现翻转课堂。如仲景对于暑病是如何分类的? 如何辨治不同暑病? 其治暑方法对后世医家有何启示? 学生发表自己的理解,引进课堂讨论,实现知识的前后贯通,学古论今,为后续教学奠定基础。

具体教学设置中,教师可根据自己的教学风格,灵活选择不同的方式导入教学内容。以此学习暑温的临证意义。

思政问题分析,从暑温的概念入手,结合本案辨治乙脑的事迹,了解并学习古代医家对暑温病的认识及辨治经验,这是温病学家在继承前人临床经验基础上,因地、因时制宜辨治传染性疾病的体现,是温病学理论应用于临床的鲜活案例。让学生学习古代医家面对疾病时沉着应对的能力,培养中医辨证思维,进而激发学生学习中医专业知识的热情。

三、教学效果

(一)教学目标达成度

本案学习了暑温的概念,授课过程中运用了知识讲解、问题启发、情景案例、联系比较、探究学习、翻转课堂等多种手段,使学生学习的积极性得到较大提高。通过多种教学手段结合思政,引导学生自主参与学习过程,达到预期教学目标,同时激发并增强学生对温病学课程的学习热情,通过临床案例,让学生体会学以致用,进而实现课程知识目标和思政目标。

（二）教师的反思

暑温是季节性较强的一个病种,是温病学季节性特征最突出的四时温病。教学过程中,引导学生从生理到病理逐步分析暑邪致病的原因、特点及症状,解决其不知所以然的深层次问题,提高学生对本章节的重视程度,激发学习的积极主动性。通过多种教学手段,以直观、清晰的方式向学生展现历代医家对暑温的认识,突出重点、突破难点,引导学生自主参与学习过程。在教学过程进行中也可能有一定的不足,如少数学生缺乏学习的主动性,习惯当观众,不主动探索,在以后的教学中应加强引导,合理编排,争取把全体学生的学习积极性调动起来。

（三）学生的反馈

启发式问题导入、情景案例讨论、联系比较、翻转课程等教学方法,使教法更加丰富,有利于活跃课堂气氛,最大程度发挥学生学习过程中的主体地位,调动学习积极性、主动性和创造性,加深学生对暑温的理解和认识。相对而言,学生课堂气氛活跃,注意力高度集中,反馈较好。

案例二　暑热耗伤津气案

一、案例

吴孚先治一人,奔驰烈日下,忽患头疼发热,或时烦躁,汗大出,大渴引饮,喘急乏气,服香薷饮尤甚,此暑症也。然受暑有阳有阴,道途劳役之人,所受者炎热,名曰伤暑。亭馆安逸得之,为中暑也。香薷饮只宜于阴暑,若阳暑服之,反为害矣。与人参白虎汤而愈。(《续名医类案》)

何为阳暑?何为阴暑?如何辨治?其蕴含的思政元素有哪些?

二、教学设计与实施过程

（一）教学方法

1. 联系比较法　以本案为例,比较阳暑、阴暑的特点及证治。

2. 启发式问题法　本案病人为何初用香薷饮无效改用人参白虎汤而愈?从问题入手,展开课堂内容。

3. 课堂讲授法　比较阴暑、阳暑并总结归纳,同时结合《温病条辨》上焦篇第二十四、二十五、二十六条条文展开讲解。

4. 求知探究法　暑病如何辨别?暑温夹湿或不夹湿的原因是什么?临床应如何辨治?

5. 翻转课堂法　以中国大学慕课温病学线上课程为基础,以本案引入阴暑、阳暑的学习,采用讨论互动式教学,实现翻转课堂。

（二）实施过程

1. 前后对比，导入课程　从《金匮要略》关于暍病的条文入手，首先引导学生复习《金匮要略》相关内容，提出仲景对暑病分类的问题，引出本章相关内容，通过融会贯通、比较归纳，激发学生学习兴趣，从而由浅入深学习阴暑、阳暑。

具体教学中可用问题或提问等方式导入新课，如治暑病的方剂是什么？有何区别？"此以夏月伤冷水"反映了暑邪的什么特点？临床应如何辨治？为什么？

思政问题导入，结合案例，了解温病学的形成是中医学传承与创新的体现，遇到实际问题因坚持一切从实际出发，秉持实事求是、认真严谨的态度，同时有勇于创新的理念，培养学生中医文化自信和创新探索精神。

2. 案例讨论，导入课程　从案中蕴含的相关知识入手，结合问题，导入课程。如为什么病人"忽患头疼发热，或时烦躁，汗大出，大渴引饮，喘急乏气"？这体现了暑邪的什么致病特点？暑为火邪，为何区别阴暑、阳暑？如何辨治？

具体实施过程中，可以本案中所述内容为依据，设置问题并展开讨论，进而学习温病学家临床如何根据症状辨证论治。讨论后教师总结，暑虽热邪，然因贪凉饮冷，暑多兼寒夹湿，故即可见暑热炽盛之暑热证，亦有暑兼寒湿之阴暑证，可结合《湿热病篇》及《温病条辨》相关条文展开解析与讨论。

思政问题导入，暑温是季节性较强的四时温病，临床辨治时往往容易忽略其兼寒夹湿的特点，温病学家在长期、大量的临床上总结归纳了暑邪致病的特点，完善了暑病的辨证理论，展现出守正创新的学术传承特点。通过本章内容学习，进一步了解暑邪的致病特点，培养缜密思维习惯，临证时不能固化思维，认证时应因时、因地、因人而异，不可偏执，方能提高临床疗效。

三、教学效果

（一）教学目标达成度

本案学习了暑温的相关知识，授课过程中运用了问题启发、情景案例、联系比较、探究学习、翻转课堂等多种手段，引导学生参与学习过程，可以达到预期教学目标，使学生掌握暑温的辨治，同时激发学生对温病学课程学习的积极性，在当今新发、突发传染病日益增多的情况下，使学生意识到学好温病学，可提高临床辨治外感发热性疾病的能力，进而增强专业自信，牢固专业思想，做好中医文化传承者和创新者。

（二）教师的反思

暑温是常见的四时温病，学习并掌握暑病的辨治方法是温病学的重要内容。在教学过程中，要注意前后联系，通过多种教学手段和方法，提高学生主动学习的积极性。通过案例导入的方式向学生展现暑温临床辨治思路，清晰阐释其机理，引导学生自主参与学习过程。对教学过程中存在的不足，如翻转课堂的难度和学生缺乏学习主动性等问题，要循序渐进进行引导，最终把学生主动学习的积极性调动起来。

（三）学生的反馈

从临床案例入手，以问题导入、案例讨论、联系比较、翻转课程、总结归纳等方法，主要目的是调动学生学习的积极性、主动性和创造性,通过对阴暑、阳暑的学习,鼓励学生积极参与,各抒己见,完成学习目标。对于教学中的不足之处,根据学生的具体反馈信息,改进教学手段,提高课堂教学效果。

案例三 《温病条辨》下焦篇 36 条

一、案例

暑邪深入少阴消渴者,连梅汤主之;入厥阴麻痹者,连梅汤主之;心热烦躁神迷甚者,先与紫雪丹,再与连梅汤。(《温病条辨·下焦篇 36 条》)

暑温后期为何用连梅汤治疗?其蕴含的思政元素突出表现在哪些方面?

二、教学设计与实施过程

(一)教学方法

1. 联系比较法　结合前期风温、春温后期病机特点与证治,比较暑温后期病机与治疗不同之处,学习温病养阴法的特点与运用。

2. 课堂讲授法　条文从文意剖析入手,对条文进行讲解。了解暑温后期治疗用药的药物配伍规律。

3. 启发式问题法　暑温后期为何少阴、厥阴之病都可以用连梅汤治疗?其体现了暑病的什么治则?

4. 求知探究法　结合《伤寒论》中所学黄连阿胶汤,比较该方与连梅汤组方及药物性味配伍的异同之处,掌握暑温后期养阴法的配伍特点。

5. 翻转课堂法　以中国大学慕课温病学线上课程为基础,引入暑温后期证治相关内容,用讨论互动式教学方法,实现翻转课堂。

(二)实施过程

1. 设置问题,导入课程　本条是《温病条辨》下焦篇论述暑温后期证治的代表条文,条文不仅指出了后期的主证、病位,还明确提出代表方药及配伍特点。在讲述时,从条文解析入手,通过设置问题,导入课程,学习暑温后期证治相关内容,理解掌握针对不同的病邪致病,温病后期伤阴程度轻重有别,养阴法亦各有特点。

具体实施过程中根据本部分知识特点,以问题或提问等方式导入新课,如为何邪入少阴、厥阴都可用连梅汤治疗?其病机是什么?连梅汤体现了暑病的什么治则?其与黄连阿胶汤有何区别?暑温后期与风温、春温后期治法用药有何不同?

思政问题导入,结合案中对暑温后期证治的阐述,了解暑温后期特点与用药配伍规律,让学生体会异病同治的治疗特点,结合历代医家辨治传染性疾病取得的临床成就,了解中医见微知著,注重整体的辨证特点,从而确立专业认同感,激发学生的学习信心,加强文化自信。

2.案例讨论,导入课程　从解析条文入手,以问题讨论方式,导入课程,讨论暑温后期证治相关内容,完成学习内容。如暑温后期有何特点? 与其他温热类温病有何异同? 连梅汤体现的治则是什么? 其药物配伍有何特点?

教学实施过程中,将案中所涉内容,以问题方式展开讨论。从案中所述暑温后期证治用药等方面展开教学,学习温病学家辨治不同四时温病的方法。

思政问题导入,从条文解析入手,通过学习暑温后期治则的内涵、药物配伍规律及暑温后期重用酸味药的原因及意义,让学生复习《黄帝内经》相关篇章,结合本案进一步体会祖国医学天人合一的防病、治病思想,激发学生的学习兴趣,培养学生临证时因病、因时制宜的辨治思维习惯。

三、教学效果

(一)教学目标达成度

通过本案学习暑温后期证治相关知识,授课中灵活运用问题启发、情景案例、联系比较、翻转课堂等手段。温病后期易化燥伤阴是其突出特点,暑温后期养阴法不仅有别于其他温热类温病,且具有代表性。通过学习,激发学生对课程学习的主动性,使学生了解异病同治,以病机为关键,临证时需抓病机,从整体出发,建立良好的中医思维习惯,从而成长为高素质的中医临床人才。

(二)教师的反思

暑温是四时温病的代表病种,是温病学辨治暑病方法的集中体现。学习暑温的基本理论知识,对指导发生于夏季的常见传染性疾病如流行性乙型脑炎、登革热和登革出血热、流行性感冒以及非传染性疾病如热射病等具有现实指导意义。教学中要注意前后联系,灵活应用多种教学手段和方法,以提高学生主动学习的积极性为主,引导学生自主参与后续学习。教学过程中存在的不足,要注意培养学生自主学习的能力,在后续教学中渐次解决,以学好温病学课程为最终目标。

(三)学生的反馈

本案反映的温病学知识有一定难度,且综合性较强,学生独立从案例中探究温病学的基本知识有一定困难,需经前后对比,辅以教师解析才能掌握部分案例内容。根据学生具体学情,在教学过程中设置相应难度的问题并展开讨论,才能最大限度充分调动学习的主动性和创造性。通过对暑温后期证治的学习,学生可对暑病辨治有较全面了解,同时鼓励学生各抒己见,展开讨论,完成学习目标。教学中存在的不足,根据学生反馈信息,改进教学方法,提高课堂教学质量。

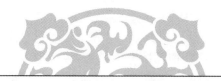

第十一章 秋 燥

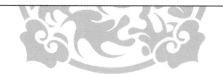

秋燥是发生于秋季的一种急性外感热病。《黄帝内经》中有"燥胜则干""燥生金"等论述,对燥邪的致病季节、发病特点、与内在脏腑的关系等作了初步论述。《素问·至真要大论》中对燥邪致病提出"燥者濡之"的治则。金·刘河间补充了"诸涩枯涸,干劲皴竭,皆属于燥"的燥病病机。清初喻嘉言提出"秋伤于湿"应为"秋伤于燥",对秋季主气的认识有了新的发展。喻氏作《秋燥论》详细论述了"秋伤于燥"的理论,使秋燥成为温病中一个独立的病种。其后,叶天士、吴鞠通、俞根初等医家对秋燥均作了论述,由于历代文献中对燥邪的寒热属性论述不一,有认为燥属寒,有认为秋属热。本章所论的主要是感受燥热病邪而致的温燥,属于四时温病之一,包括秋燥的病因病机和病证特点、传变规律和辨证治疗方法、传变预后等。

一、教学目标

(一)知识目标

1.掌握秋燥的传变规律,治疗原则,病变过程中的证候类型,治疗方法。

2.熟悉秋燥的致病原因、发生机理和初期证候特点。

3.了解历代医家对秋燥的认识,及现代研究进展。

(二)能力目标

1.通过学习秋燥的初期证候特点,能够对秋燥与风温、温燥与凉燥进行鉴别。

2.通过学习秋燥的治疗原则,深刻理解"上燥治气,中燥增液,下燥治血"的治疗大法。

3.掌握秋燥初起邪在肺卫证和邪在气分诸证的辨证论治。

(三)思政目标

1.通过学习不同医家对燥邪致病理论的主要学术观点,培养学生传承中医、守正创新、科学质疑精神和科学探索精神,激发学生热爱中医、学习中医、发展中医事业信心。

2.通过对刘河间、喻嘉言、叶天士、吴鞠通、俞根初等医家对燥邪致病理论的学术贡献,结合社会历史及学术背景,激发学生对祖国传统文化和祖国医学的热爱,增强学生民族自信,激励学生爱党、爱国,砥砺奋进,树立远大理想,做一名综合型的高素质中医人才的决心。

3.通过对秋燥辨证论治理论与方法的学习,结合运用秋燥理论防治临床常见病,激发学生对温病学课程的学习兴趣,培养学生实事求是、坚持真理的精神。

二、思政元素分析

(一)传承中医与理论创新

秋燥是秋季感受燥热病邪所引起的急性外感热病,发病以秋分后小雪前为多见,病因为燥热病邪。对秋燥的认识,《内经》中有"燥甚则干"的记述,并指出治疗原则是"燥者濡之"。《素问玄机原病式》补充了"诸涩枯涸,干劲皴揭,皆属于燥"的病机,对燥邪的致病特点作了论述。朱丹溪以四物汤加减治疗燥病,李东垣从养荣血、补肝肾、润肠液等方面立法制方,但所论多属津血干枯的内燥证。喻嘉言在《医门法律》中作《秋燥论》对"秋伤于燥"的理论作了详细分析,对内伤之燥、外感之燥作了比较系统的论述,首创秋燥病名,并制清燥救肺汤。从此秋燥开始成为一个独立的病种。其后,叶天士、吴鞠通、俞根初等对秋燥病均作了重要的论述。古代医家基于对人民生命健康负责的精神,对秋燥的病因病机、传变规律以及辨证治疗等进行了漫长而艰辛的探索。历代医家在广泛学习和吸收前人理论的同时,基于自身临床实践,不断提出新的观点,从理法方药多个维度对秋燥进行补充和完善,体现了"敬佑生命、救死扶伤、甘于奉献、大爱无疆"的医者精神。

(二)学术争论与科学精神

"秋伤于湿"与"秋伤于燥"是历代医家争论较多的问题。"秋伤于湿"出自《素问·生气通天论》和《素问·阴阳应象大论》。《素问·生气通天论》中曰:"秋伤于湿,上逆而咳,发为痿厥。"《素问·阴阳应象大论》中曰:"秋伤于湿,冬生咳嗽。""秋伤于湿"争论较多。六气循时令而变化,因而有"春伤于风""夏伤于暑""冬伤于寒"等季节性致病因素的产生。湿与燥性质相反,喻昌指出"燥者天之气也,湿者地之气也。水流湿,火就燥,各从其类,此胜彼负,两不相谋。"认为燥为秋之主气,湿为春之主气,"秋伤于湿"为"秋伤于燥"之讹。也有医家认为秋季既能伤于湿又能伤于燥,吴鞠通指出:《经》所言之秋,指中秋以前而言,秋之前截也;喻氏所指之秋,指秋分以后而言,秋之后半截也",雷少逸指出:《内经》论湿,殆在乎立秋、处暑、白露湿土主气之时;喻氏论燥,殆在乎秋分、寒露、霜降燥金主气之候"。认为在秋三月中,秋分前主气为太阴湿土主令,秋分后为阳明燥金主令。秋燥的学术争鸣对中医外感热病理论的发展、思维的广度、深度均有促进作用。从多角度探索中医外感热病的学术问题,利于医家之间吸收学术专长,拓展思维广度。"秋伤于湿"引发的学术争鸣可激发思维,培养从客观事实出发独立思考的能力和质疑精神,促进学术发展与创新。从而培养独立思考、敢于怀疑的科学精神。具体包括探索与献身、批判与创新、求实与理性、宽容与合作等。

(三)大医精诚与职业道德

喻氏《秋燥论》补前人之未备,深入阐发燥邪致病特点、脏腑病机等问题,补充对燥邪认识之不足,对燥证的临床辨证规律作了系统总结,并在竹叶石膏汤基础上自创名方"清燥救肺汤",成为阐发燥邪致病理论的开创性代表医家。喻嘉言指出"凡秋月燥病,误以为湿治者,操刃之事也。从前未明,咎犹可逭,今明知故犯,伤人必多。孽镜当前,悔之无及。"告诫医者要秉承对患者高度负责的精神,避免将发生于秋季的燥病误作湿治,并据"燥胜则干"理论,阐述了燥病的临床表现,对燥病治疗提出了忌用辛香行气,避免助燥伤津的禁忌,注意辨清燥邪所在病位,避免以燥治燥。"凡治燥病,不深达治燥之旨,但用润剂润燥,虽不重伤,亦误时日,祗名粗工,所当戒也!"强调不能只用润剂润燥,还要除燥邪之根源的观点。体现以人为本、尊重生命的人文特征以及高尚的职业道德。

案例一 叶天士论"秋燥"治则

一、案例

翁姓子,方数月,秋燥潮热,咳嗽如疟。幼科用发散药二日不效,忙令禁乳。更医用泻白散,再加芩、连二日,昼夜烦热,喘而不咳,下痢黏腻,药后竟痢药水。延余诊之,余曰:稚年以乳食为命,饿则胃虚气馁,肺气更不爽矣。与玉竹、甘草、炒广皮、竹叶心,一剂热缓。继与香粳米、南枣、广皮、甘草、沙参二剂,与乳少进,令夜抱勿倒,三日全愈。

秋深初凉,稚年发热咳嗽,证似春月风温症。但温乃渐热之称,凉即渐冷之意。春月为病,犹冬藏固密之余,秋令感伤,恰值夏热发泄之后。其体质之虚实不同,但温自上受,燥自上伤,理亦相等,均是肺气受病。世人误认暴感风寒,混投三阳发散,津劫燥甚喘急告危。若果暴凉外束,身热痰嗽,只宜葱豉汤,或苏梗、前胡杏仁、枳、桔之属,仅一二剂亦可。更有粗工,亦知热病,与泻白散加芍、连之属。不知愈苦助燥,必增他变。当以辛凉甘润之方,气燥自平而愈。慎勿用苦燥,劫烁胃汁。(《临证指南医案·秋燥》)

本案所涉及的温病学专业知识有哪些?其蕴含的思政元素是什么?

二、教学设计与实施过程

(一)教学方法

1. 课堂讲授法 对案例中的重要知识点,以通俗易懂、准确清晰、生动有趣的语言阐述,力求精准。如"风温初起与秋燥初起的临床表现有何异同"。

2. 启发式问题法 采用提问或设问方式引起学生对教学内容的关注和思考,引入问答式和问题链式教学法,或者对问题进一步讨论,采用启发式教与学的互动,充分发挥学生的主动性和积极性。如案例中体现了哪些秋燥治疗的禁忌?为什么说秋燥初起当以辛凉甘润之方而慎勿用苦燥?

3. 情景案例法 通过讲解一个秋燥误治的案例导入情境式教学,引起学生对本次课程的兴趣。以案例及讨论评述的方式讨秋燥初起与风温初起临床表现的异同,进一步引导学生思考秋燥初期的治疗原则和禁忌,通过分析医案激发学生的学习兴趣。加强学生对秋燥治疗原则和禁忌的理解。

4. 求知探究法 结合案例和现实生活,利用学生的求知特点的探究未知的思想,应用求知探究的教学方法,启发学生的创新思维。如根据本章节所学知识,引导学生思考自己对秋燥的临床表现和治疗有哪些想法,能够提出哪些可行的措施。

5.翻转课堂法　以中国大学慕课温病学线上课程为基础,以本案引入秋燥的治疗原则等基本内容,学生参与讨论,实现翻转课堂教学方法,强化互动。

（二）实施过程

1.创建情境,导入课程　秋燥是燥热病邪为患,治疗原则以滋润为主,同时予以清泄热邪。《素问·至真要大论》中提出"燥者濡之"。温病学中的秋燥与一般内科杂病的燥证不同。所以对秋燥的治疗,在滋润的同时须清泄热邪。通过秋燥误治的医案并让学生深入思考燥邪致病的特点、秋燥治疗原则和治疗禁忌,激发学生的学习兴趣和学习欲望。具体教学中设置情形说明燥邪致病的特点、秋燥治疗原则,以问题的方式导入新课,如什么是秋燥? 是否有过外感秋燥的经历?

思政问题导入,结合秋燥误治的医案,以失治误治对患者生命健康造成伤害为切入点,理解正确认识和辨别秋燥的重要性,引导学生以对生命健康高度负责的精神,认真学习医学知识,加强自身临床诊疗能力,让自己成长为党和人民信赖的好医生。

2.学古论今,课堂翻转　本节以"温病学"线上课程为基础,从秋燥误治的医案入手,引入讨论,实现翻转课堂。具体教学中设置,教师根据自己的教学风格,灵活选择一定的方式导入。如"学过燥邪致病有哪些特点?""治疗秋燥为什么药慎用苦寒药?"以此引导学生主动思考秋燥的治疗原则和禁忌的重要意义。引导学生主动学习秋燥的辨病依据、辨证要点、论治要点等内容。

三、教学效果

（一）教学目标达成度

本案例学习秋燥初起的治疗原则和禁忌,授课过程中运用了知识讲解、问题启发、情景案例、探究学习、翻转课堂等多种手段,引导学生自主参与学习过程,不仅使学生掌握秋燥的概念以及治疗原则,同时增加学生对秋燥辨证论治部分的学习热情,引导学生刻苦学习,认真思考,提高自身临床诊疗能力,实现课程知识目标和思政目标。

（二）教师的反思

本章介绍了秋燥的相关知识,秋燥的概念以及秋燥的治疗原则是本章内容的开篇,学好秋燥的概念以及治疗原则,能够增加对秋燥辨证论治的学习热情。在以往教学过程中,学生较重视秋燥辨证和治疗相关内容学习,因此要通过多种手段,引导学生积极学习本案所及内容,调动学习兴趣。

（三）学生的反馈

启发式问题导入、情景案例讨论、联系比较、翻转课程等教学方法有利于发挥学生学习的主体地位,调动学习积极性和主动性,加深学生对温病预防重要意义的理解和认识。课堂中学生注意力高度集中。教师应根据学生的具体反馈信息,积极改进教学方法,完善教学内容,进而提高教学效果。

案例二 喻嘉言论秋燥治疗大法

一、案例

凡秋月燥病,误以为湿治者,操刃之事也。从前未明,咎犹可逭,今明知故犯,伤人必多。擎镜当前,悔之无及。凡治燥病,燥在气而治血,燥在血而治气,燥在表而治里,燥在里而治表,药不适病,医之过也。(《医门法律·秋燥论》)

本案所涉及的温病学专业知识有哪些?其蕴含的思政元素是什么?

二、教学设计与实施过程

(一)教学方法

1.课堂讲授法　对案例中的重要知识点,以通俗易懂、准确清晰、生动有趣的语言阐述,力求精准。如"秋燥的治疗大法"。

2.启发式问题法　采用提问或设问方式引起学生对教学内容的关注和思考,引入问答式和问题链式教学法,或者对问题进一步讨论,采用启发式教与学的互动,充分发挥学生的主动性和积极性。如案例中体现出哪些秋燥的治疗方法?怎样理解治疗秋燥时的在表在里、在气在血?

3.情景案例法　通过案例中喻嘉言对秋燥误治的论述,导入情境式教学,引起学生对本次课程的兴趣。以案例及讨论评述的方式讨论秋燥的治疗大法,让学生在案例探究中深入理解和掌握"上燥治气,中燥增液,下燥治血"的含义,激发学生的学习兴趣。加强学生对秋燥初、中、末三期治疗大法的掌握。

4.求知探究法　结合案例和现实生活,利用学生的求知欲和探究未知的思想,应用求知探究的教学方法,启发学生的创新思维。如根据本章节所学知识,引导学生思考秋燥的治疗大法,并通过对治疗大法的学习,激发学生学习后续秋燥辨证论治内容的兴趣。

5.翻转课堂法　以温病学线上课程为基础,以本案引入"上燥治气,中燥增液,下燥治血"具体内容,学生参与讨论,实现翻转课堂教学方法,强化互动。

(二)实施过程

1.构造情景,导入课程　从案例中喻嘉言对于秋燥"在气""在血"的论述入手,引入"上燥治气,中燥增液,下燥治血"的著名论断,这是秋燥初、中、末三期的治疗大法,秋燥初起病位以肺为主,所伤也以肺阴为主,继则发展至胃肠,引起胃肠津液耗伤;最后则伤及肝肾之阴,耗及营血、真阴。因而所说的"气""液""血"都是与脏腑相关联的。"上燥治气",是指燥邪上受,首犯肺卫,治宜辛以宣肺透邪,润以制燥保肺,药用辛凉加甘寒;"中燥增液"则指燥热病邪由上焦而至中焦,损伤肺胃津液,治当甘凉濡润,以复其津。"下燥治血",指燥热损伤下焦肝肾精血,治用甘咸柔润,以补肾填精,故"治血"之意实指滋补肾阴。以此引导学生理解秋燥的治疗大法,从而提纲挈领地把握秋燥辨证论治相关内容,激发学生学习兴趣,并导入思政问题。

2.案例讨论,导入课程 从案中蕴含的相关知识入手,结合秋燥的治疗大法,导入课程。如在案例中是强调了哪些在秋燥治疗中需要重点分辨的内容? 如何理解"上燥治气",如何理解"中燥增液",如何理解"下燥治血"等。具体实施过程中,可以案中所述内容为依据,设置问题并展开讨论。从本案中所述"燥在气而治血,燥在血而治气,燥在表而治里,燥在里而治表"等错误治疗方法展开教学。进而让学生学习和掌握"上燥治气,中燥增液,下燥治血"的治疗秋燥治疗大法。讨论后总结秋燥病的发展变化过程,由气及血,燥热"先伤肺津,次伤胃液,终伤肝血肾阴"等,临床上掌握病理变化,可了解其传变趋势和预后转归。

思政问题导入,案例中所体现的喻嘉言高度重视把握秋燥的治疗大法,作为一个医生只有多读书、勤思考,大量积累医学知识和临床实践,才能对某个疾病的整体辨治规律有较好的认识,减少失治误治。

三、教学效果

(一)教学目标达成度

本案学习秋燥治疗大法相关知识,授课过程中运用了问题启发、情景案例、探究学习、翻转课堂等手段。从案例中喻嘉言对于秋燥"在气""在血"的论述入手,导入情境式教学,针对秋燥治疗中"上燥治气""中燥增液""下燥治血"三方面的重点内容展开教学。让学生学习和掌握秋燥病在发展变化过程中,由轻而重、由气及血的一般规律和相应的组方用药方法。并引导学生重视辨病与辨证相结合,通过"辨病"提纲挈领,培养学生以对生命健康高度负责的精神,并加强临床诊疗能力。

(二)教师的反思

《温病学》对秋燥的认识是在"燥胜则干""燥生金"等燥邪的致病季节、发病特点、与内在脏腑的关系等论述基础上。并经刘河间、喻嘉言、叶天士、吴鞠通、俞根初等医家的不断丰富和完善形成的,本章在前置课程中医基础理论和温病学上篇中学习过的燥邪及燥热病邪致病特点的基础上,进一步学习秋燥的病因病机、初期证候特点。重点讲解秋燥的传变规律,治疗原则,病变过程中的证候类型,治疗方法,并介绍历代医家对秋燥的认识。教师在教学过程中,要注意前后联系,通过多种教学手段和方法,提高学生的积极性。并将课程思政内容有机融入到案例教学中。

(三)学生的反馈

从案例入手,以问题导入、案例讨论、翻转课程、总结归纳等方法,主要目的是调动学生参与课堂的积极性和课后探索的主动性,通过对秋燥历史沿革、治疗原则、治疗大法、辨证论治这四方面的重点内容的讲解,学生积极参与,活跃课堂气氛,课后认真思考,能较好地完成学习目标。教师根据学生的反馈,进一步改进教学手段,完善教学设计,强化课堂教学效果。

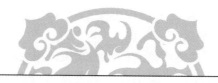

第十二章　湿　温

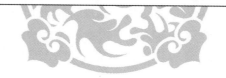

　　湿温是由湿热病邪所引起的一种急性外感热病。初起见恶寒身热不扬、身重肢倦、胸闷脘痞、苔腻脉缓等湿遏卫气证候。临床以发病较缓、传变较慢、病程较长、病势缠绵，以脾胃为中心，流连气分阶段较长为特征。本病全年可见，但好发于夏秋雨湿较盛、气候炎热之季。本病的临床表现既有化燥伤阴的一面，又有湿邪遏气伤阳的另一面。根据湿温的高发季节和临床特征，西医学中的伤寒、副伤寒、沙门菌属感染、钩端螺旋体病、某些肠道病毒感染等具有湿温临床特征的感染性疾病，可参考本病进行辨治。此外，临床各科消化系统疾病也可参考本病相关证候辨证论治。

一、教学目标

(一)知识目标

1. 掌握本病的病因及其致病特点，初起证候表现和传变过程及临床分型证治。
2. 熟悉本病的诊断要点和鉴别诊断。
3. 了解本病的辨治原则。
4. 正确融入本章节专业知识蕴含的思政元素。

(二)能力目标

1. 通过教学提高学生对湿温的临床辨证诊断能力。
2. 通过对湿温的诊断要点的学习，分析判断相关医案。
3. 通过慕课、线下课堂学习，增加互动时间，调动学生自主学习积极性，培养学生对湿温的临床辨证诊疗能力。

(三)思政目标

1. 通过对湿温基本概念及历史沿革的理论学习，经历漫长的历史过程，一直到清代叶天士、薛生白、吴鞠通等医家开展对湿热病到湿温专论，湿温的理论才渐臻完善。其间不少医家承前启后，医论卓著，临证有效，对湿温理论的形成和完善贡献非凡。诸如朱肱、刘河、章虚谷、王孟英等，湿温理论是集历代医家与外感疾病作斗争的临证实践中完善的，彰显中华民族与外感热病长期斗争，前仆后继，不断探索，传承文化的优秀品质，突出培养学生民族文化自信、传统文化自信、中医文化自信和创新探索精神。

2.通过对湿温的病因病机传变规律的学习,研究医家们长期对外感病的认证实践经验,结合近年新型冠状病毒感染早期阶段的症状或湿热地区新冠疫情的案例文献鉴别与一般常见湿热类脾胃病、消化系统疾病的异同,与伤寒病证治的异同,与阴虚发热的异同,引导学生理论结合实践,分析案例,主动探索,积极思考,获得中医辨证思维的更多认同感,培养热爱国家、热爱传统文化、热爱中医的家国情怀。

3.通过对湿温具体证治的学习,结合医家原著论述,掌握湿温病诸多复杂证治的规律、用药规律、治疗原则、治疗禁忌,培养学生的临床辨证思维和主动思考、主动学习的能力。通过相关原著内容的学习,培养学生重视中医古籍、热爱中医、学习医家医德医风的优秀品质。

二、思政元素分析

(一)文化传承与创新精神

作为独立的温病病名,湿温最早出现在《难经·五十八难》:"伤寒有五:有中风,有伤寒,有湿温,有热病,有温病。"《伤寒杂病论》虽未论述湿温,但其泻心法为后世辛开苦降、寒温并用治疗湿温所师法。《伤寒类证活人书》提出以白虎加苍术汤为本病治疗主方。刘河间认为湿为土之气,因热而怫郁,不得宣行而化热化火,提出了"因热致湿"的观点,《素问病机气宜保命集·病机论》中提出:"治湿之法,不利小便,非其治也。"并以六一散开清热利湿法之先河。明末清初喻昌也提出"分解湿热"的治则。叶天士在《温热论》中将温病分为夹风、夹湿两大类,提出湿热病与体质有关。对湿热相合为病的病机和临床特点有详细的论述,还提出分解湿热的具体方法应是"渗湿于热下,不与热相搏,势必孤矣"及"通阳不在温,而在利小便"等观点。薛生白首撰湿热类温病专著《湿热病篇》,并对湿热病的因证脉治作了详细论述,认为"湿热病属阳明太阴经者居多,中气实则病在阳明,中气虚则病在太阴",并创湿热病按上、中、下三焦辨治的湿热病三焦辨证方法,论述了芳香化湿、理气化湿、淡渗利湿、清热燥湿、祛风胜湿等治湿五法,为湿热病的辨治奠定了较完整的理论基础,使湿热类温病的辨治自成体系。此后,吴鞠通《温病条辨》详细阐述了湿热病三焦分证论治规律,并创三仁汤、五加减正气散、黄芩滑石汤、薏苡竹叶散、三石汤等治疗湿温的名方,至今临床广为采用,丰富了湿温病辨证论治的内容。

可以看出,湿温病的认证过程漫长,内容丰富,古代医家传承经典,又在实践中不断创新,这种不断进取、积极探索、勇于实践的传承创新精神是当今医学生学习的榜样。

(二)求真与科学精神

湿热病邪是湿温病的主要致病因素,湿热病邪的形成与气候有密切关系。太阴脾土内伤是湿温病发生的内因。长夏湿热偏盛,脾胃功能多呆滞,若饮食不节,劳倦过度,则易损伤脾胃,导致湿邪内困,此为致病的内在条件。吴鞠通说:"内不能运水谷之湿,外复感时令之湿",就是说湿温的发病,必须有外感湿热病邪和内在脾湿困阻两方面因素的共同作用。叶天士说:"外邪入里,里湿为合"。薛生白说:"太阴内伤,湿饮停聚,客邪再至,内外相引,故病湿热。此皆先有内伤,再感客邪",皆概括了湿温病内外合邪而发病的特点。脾为湿土之脏,胃为水谷之海,故湿温病多以脾胃为病变中心。湿温初起,以邪遏卫气为主要病理变化。随着病情发展,逐渐发展为气分湿热证。湿热病邪流连气分,有湿偏盛和热偏盛的不同,初期阶段湿中蕴热,多见湿重于热的证候,以后湿邪渐化可转变为湿热并重或热重于湿。湿热的转化取决于中气的盛衰,薛生白亦说:"中气实则病在阳明,中气虚则病在太阴"。病在阳明者,湿轻热重;病在太阴者,湿重热轻。湿温病虽以脾胃为病变中心,但因湿热病邪有蒙上流下的特性,故亦能弥漫三焦,出现较为复杂的病证。如湿热蒙上,壅塞清窍,则神志昏蒙;湿热流下,蕴结膀胱,则小便不利;湿热外蒸肌肤,则发白痦;湿热内熏肝胆,则发黄疸等。

湿温病以湿热蕴蒸气分为主,故尤要重视对气分湿热证的治疗。湿热相合,湿中蕴热,治疗原则为湿热兼祛并分离之,正如吴鞠通所说:"徒清热则湿不退,徒祛湿则热愈炽"。辨证是治疗的前提,湿温的辨证,首先要辨析湿与热孰轻孰重。湿偏重者,多热势不扬,头身重痛,便溏,口不渴,苔白腻或白滑,治宜芳香宣透,苦温燥湿为主;湿邪化热而成湿热并重者,发热明显并伴汗出,脘痞呕恶与心烦口渴并见,苔见黄腻,脉见濡数,治宜苦辛通降,清热化湿并举;热偏重者,多热势较高,汗出不解,小便短赤,大便秘结或下利臭秽,舌红苔黄腻,治以辛寒、苦寒清热为主,兼以化湿。其次是辨病位之上、中、下之所偏。病偏上焦,证多见恶寒发热,头痛胸痞;若湿热酿痰蒙窍,则可见昏蒙,甚则神昏谵语。上焦湿热证的治疗以宣肺化湿、芳香透邪为主。病偏中焦,证以脘腹胀满,呕恶,便溏不爽,肢倦,苔厚腻为主,治以疏运化湿为主。病偏下焦,多见小便不利或不通,腹满,或大便不通,治以渗利湿邪为主。湿温病恢复期,余邪未尽,脾胃气机未畅者,治宜清透余邪,健脾醒胃。湿温虽然稽留气分时间较长,但仍有卫气营血浅深之变化,如初起湿困肌表,或湿遏卫气,继则流连气分,化燥后又入于营血等。治疗时应针对邪气在卫气营血的不同阶段,拟定相应治法。如湿在肌表,治以宣透化湿;在气分,治以清气化湿;湿热化燥入于营血,治以清营凉血等。若湿困日久,脾阳受损,或进而导致肾阳衰微,则水湿内停而成心悸、水肿等疾病.其证治可参考内科有关疾病。

湿温早期,由于证治上与伤寒、阴虚内热相似,易误诊而误治,故起病治有禁忌。《温病条辨》提出:"汗之则神昏耳聋,甚则目瞑不欲言;下之则洞泄;润之则病深不解"。俗称湿温初起"三禁"。其主要是针对湿温初起而言的。总之,湿温的辨证施治、证治规律,治疗原则、治疗禁忌都是医家们长期临床实践的结果,他们尊古而不泥古,本着科学求真的精神,引领后人继续探索新领域,为今天临床应对各种复杂性湿热病提供理论依据和实践经验,值得后人效仿学习。

(三)辨证思维与专业素养

湿温是感受湿热病邪引起的,初起以身热不扬,恶寒头痛,身重肢倦,胸闷脘痞,苔腻脉缓为主要表现的一种外感热病。夏秋季节多发,起病较缓,传变较慢,病势缠绵,病程较长,湿蕴脾胃表现显著。湿温病的发生,除外感湿热病邪外,与人体脾胃功能失常、内湿停聚有密切关系。本病以脾胃为病变中心,湿热病邪的转化因中气的虚实而异,中气不足者,病变偏于脾,证候多表现为湿重于热;中气偏旺者,病变偏于胃,证候多表现为热重于湿。气分湿热病邪可上蒙清窍,下流膀胱,内犯脏腑,外达肌腠,从而产生多种证候类型,此为正局。湿热化燥化火,内闭心窍,引动肝风,伤络便血,甚至出现气随血脱的严重证候,此为变局。湿温病的治疗,要注意分辨湿与热的偏重和病变所在的部位,使湿热分解,从三焦分消。湿重者,以化湿为主;湿热并重者,则湿热并治,化湿和清热同施;热重者,以清热为主。湿热邪气侵犯的部位不同,治法也不同,对于上、中、下三焦的湿热病邪当分别施以宣化、苦燥、淡渗等不同的治法。湿温的辨证治疗还当察卫气营血的浅深层次,并审定病情的虚实转化,拟宣气透表、苦辛通降、清营凉血、益气固脱等治法。湿温的主要证治:初起湿遏卫气,治以芳香宣化表里之湿,用藿朴夏苓汤或三仁汤;湿浊伏于膜原,以疏利透达为治,用雷氏宣透膜原法;湿困中焦,当燥湿化浊,恢复脾胃的升降功能,用雷氏芳香化浊法或一加减正气散;湿浊上蒙,小便不通,当芳香豁痰开窍合以淡渗利湿,用苏合香丸合茯苓皮汤;湿阻肠道,大便不通,治以宣清导浊,用宣清导浊汤。以上为湿偏重者。对于湿热俱盛之证,湿热中阻,治以苦辛通降,用王氏连朴饮;湿热蕴毒,治以清热化湿解毒,用甘露消毒丹;湿热酿痰,蒙蔽心窍,治以清热化湿,豁痰开蔽,用菖蒲郁金汤合苏合香丸或至宝丹;湿热郁阻肌腠而身发白㾦者,用薏苡竹叶散辛凉淡渗法;湿热蕴阻经络,身痛、关节痛者,用宣痹汤祛除经络之湿热;湿热蕴蒸三焦者,用杏仁滑石汤分利三焦湿热。对于热偏重者,如属阳明热盛兼湿,则用白虎加苍术汤;属阳明热结兼湿,用小承气汤等方。湿温进入恢复期,宜用轻清芳化之剂涤除余湿。湿温后期,湿热之邪化燥入血而致伤络便血,用犀角地黄汤凉血解毒止血;便血不止,气随血脱者,用益气摄血、回阳固脱法。湿从寒化,转为寒湿证,即叶天士听说的,"湿胜阳微",用真武汤或薛氏扶阳逐湿汤益气扶阳,逐湿利水。

从湿温的辨证论治过程可以看出,湿温以脾胃为中心,其中辨析要点是湿热的轻重。而对于湿热轻重的判断,医家们有丰富的独特的经验,如叶天士《温热论》云:"通阳不在温而在利小便"。薛生白《湿热病篇》云:"湿热证,舌遍体白,口渴,湿滞阳明,宜用辛开,如厚朴、草果、半夏、干菖蒲等味"。"湿热证,舌根白,舌尖红,湿渐化热,余湿犹滞。宜辛泄佐清热,如蔻仁、半夏、干菖蒲、大豆黄卷、连翘、绿豆衣、六一散等味"。"凭舌以投剂,为临证时要诀"等描述。这些描述充分体现了医家们丰富的临床实践、严谨的辨证思维、高超的专业素养,对培养学生的临证思辨能力和中医专业素养有很大的启示,更加坚定职业信念,树立为大众服务,为中医事业奉献毕生的决心。

案例一 古代医家论湿温

一、案例

治湿之法,不利小便,非其治也。(《素问病机气宜保命集》)

或透风于热外,或渗湿于热下,不与热相搏,势必孤矣。(《温热论》)

湿与温合,蒸郁而蒙蔽于上,清窍为之壅塞,浊邪害清也。其病有类伤寒,其验之之法,伤寒多有变证,温热虽久,在一经不移,以此为辨。(《温热论》)

湿热证,舌遍体白,口渴,湿滞阳明,宜用辛开,如厚朴、草果、半夏、干菖蒲等味。(《湿热病篇·十二》)

湿热证,初起发热,汗出胸痞,口渴舌白,湿伏中焦。宜藿梗、蔻仁、杏仁、枳壳、桔梗、郁金、苍术、厚朴、草果、半夏、干菖蒲、佩兰叶、六一散等味。(《湿热病篇·十》)

湿热证,舌根白,舌尖红,湿渐化热,余湿犹滞。宜辛泄佐清热,如蔻仁、半夏、干菖蒲、大豆黄卷、连翘、绿豆衣、六一散等味。(《湿热病篇·十三》)

本案所涉及的关于湿温的专业知识有哪些?其蕴含的思政元素是什么?

二、教学设计与实施过程

(一)教学方法

1. 课堂讲授法　湿温的原著内容虽然大纲没有要求精讲,但内容紧密切合教材知识体系。故在讲授教材内容的同时,结合以上原著部分内容,阐释医家们对湿温病证的理论认识和辨证施治,内容涉及治法治禁、病因病机,从舌象变化、口渴与否,汗出情况等描述湿热之间的转化以及用药的灵活化裁。掌握湿温的辨析要点。

2. 启发式提问法　采用提问或设问方式引起学生对教学内容的关注和思考,采用启发式教与学的互动,充分发挥学生的主动性和积极性。如《湿热病篇》中对湿热证舌象动态变化的描述体现在哪些方面?说明什么问题?认证过程中医家们运用了温病中的哪些特色诊法?湿温的湿热困中证和内科病中的脾胃湿热证,在临床表现中有很高的相似性,如何去鉴别?提示学生从疾病本身发病的特点和临床常见的病种表现特点以及病程、预后转归去鉴别。

3. 情景案例法　结合《湿热病篇》的相关内容,联系生活中遇到的湿热具体案例,导入情境式教学,引起学生对本次学习内容的兴趣。针对原著中多种药物的出现,如何记忆并巩固?有没有用药的规律性?温病的特色诊法是如何运用到周围具体湿热医案中的?在加深对知识点的理解同时,培养学生积极思考,临床辨治温病的思维能力,同时培养学生热爱古籍,提升中医经典古籍的学习兴趣。

4. 联系比较法　根据湿温早期表现出来的湿象偏重,热象不显的特点,状若伤寒,午后热甚,状若阴虚,联系前期所学《伤寒论》太阳病部分章节内容和内科学阴虚发热的特点,比较三者的异同。通过前后比较加深对湿温概念的认识,避免早期临证失误。

5. 翻转课堂法　以温病学线上课程学习,以教材内容为基础,结合要求背诵的条文鼓励学生积极参与,实现翻转课堂教学方法。以上常用教学方法,根据实际需要灵活选用,亦可综合运用。

(二)实施过程

1. 创建情境,身临其境,导入课程

上述原著原文分别论述了湿热证(包括湿温)的临床表现、病机、治则等,尤其在描述临床表现时舌象的变化非常凸显。通过搜寻同学之中有典型湿热表现,比如舌苔白腻、黄腻、厚腻等,由教师组织,学生之间互相观摩,并询问搜集有无相关湿热证候,吸引学生注意力,让学生讨论并设问"这些症状符合湿热证特点吗?"带着问题与困惑进入新课。

问题导入法,符合学生喜欢探究新奇事物的特点。有利于激发学生的学习兴趣。

辨舌是温病的特色诊法之一。叶天士、薛生白等医家非常重视辨舌在温病诊断中的作用,通过舌象的变化,来反映区分病邪性质,分析病机证候,判断病情传变并指导立法用药。具体教学中设置多种情形,并探讨湿温初起的临床特点与《伤寒论》中伤寒的临床表现的异同,内科病中的脾胃病与湿温的异同。可以问题的方式导入新课,就此提出湿温的概念:湿温是感受湿热病邪所致的急性外感热病。其特点是初起以湿热阻遏卫气为主要证候,临床常见身热缠绵,恶寒少汗,头重肢困,胸闷脘痞,苔腻脉缓等湿象偏重、热象不显的表现。本病全年可见,但好发于夏秋雨湿较盛,气候炎热之季。

思政问题导入,结合对古代医家原著中关于湿温、湿热病的描述的学习,体现在对于湿热病认证的历史发展过程中,古代医家们勇于思考,勇于实践探索,勇于创新,形成温病独具特色的诊法和完善的湿热病理论,值得我们传承和发扬,鼓励学生大胆实践,检验真理,获取真知,从而将古老的传统文化发扬光大。

2. 辨析湿热,步步深入,层层分析

湿温气分证多,病程长,涉及脏腑多,加上湿热程度有别,证候类型也比较复杂,但总以脾胃为中心。故辨湿热轻重是治疗的着眼点之一。结合上述案例原文,可从发热、汗出、口渴、舌象、二便等方面进行辨析湿热的轻重。湿重于热者,多见身热不扬,朝轻暮重,汗少而黏,头身困重,面色淡黄,口淡无味,口不渴或口渴不欲饮,胸脘痞满,大便稀溏,小便浑浊,苔白腻或白滑,脉濡缓;热重于湿者,则多见热势壮盛,汗出不解,面垢微红,心烦,大便不畅或下利黏垢,臭秽难近,小便短赤,渴不多饮,口苦黏腻,苔黄腻或黄浊,舌质红,脉濡数或滑数;湿热并重者,则多见发热汗出不解,口渴不欲多饮,脘痞呕恶,便溏色黄,小便短赤,苔黄腻,脉濡数。临证还应结合患者体质及病程阶段来分析:素体脾虚者多表现为湿重,素体胃热者多表现为热重;初起多表现为湿重于热,随着病情进展,湿渐化热,转化为湿热并重或热重于湿。上述案例从舌遍体白,到舌白,再到舌根白,舌尖红,结合口渴、汗出等情况,生动地反应了湿热的转化,著者施以不同治法,一个动态案例跃然纸上。

激发学生学习的兴趣,促使学生思考,加深学生的理解。

思政问题导入,这种结合原著案例进行辨析、思考的方式,是理论联系实际的真实体现,有传承到创新,不断思考,方能发展。

三、教学效果

(一)教学目标达成度

本案例学习了湿温概念、病因病机、传变规律、辨证施治等,授课过程中运用了知识讲解、问题启发、情景案例、联系比较、探究学习、翻转课堂等多种手段,旨在提高学生学习的积极性和掌握基础知识的能力。思政元素方面,结合多种教学手段引导学生自主参与学习过程,从湿温病的历史沿革中了解中医文化传承,大胆探索,培养传承创新的中医辨证思维和专业自信,从而实现课程知识目标和思政目标。

(二)教师的反思

湿温章是温病学课程教学的重点章节之一,其辨析要点和治疗原则对于今天生活中发生的各类湿热病都有广泛的指导意义,引导学生全方位掌握湿温,并熟练背诵相关原著,通过多种教学手段,结合经典案例,向学生展示古代医家对湿温病丰富的诊疗经验,又结合当下临床实际案例,深入浅出,条缕分析,调动学生的积极性,引导学生自主参与学习和讨论。

（三）学生的反馈

情景案例法、课堂讲授法以及经典医案分析,使得学生比较直观的认识湿温,加上启发式问题导入、横向联系等方法的加持,再运用翻转课堂和探究学习法,增强课堂趣味性,提高注意力。多种方法结合,学生上课时享受了中医文化的熏陶和专业知识的传授,课堂气氛活跃。

案例二 《全国名医验案类编》论湿温

一、案例

按:湿温之为病,有湿遏热伏者,有湿重热轻者,有湿轻热重者,有湿热并重者,有湿热俱轻者,且有挟痰、挟水、挟食、挟气、挟瘀者。临证之时,首要辨明湿与温之孰轻孰重,有无兼挟,然后对证发药,随机策应,庶可用药当而确收成效焉……（《重订广温热论》）

案中所论对湿温的湿热的轻重辨析如何？其蕴含的思政元素有哪些？

二、教学设计与实施过程

（一）教学方法

1. 联系比较法 结合教材湿温的辨析要点来学习,除了湿热轻重的辨证,还需讨论有无兼夹。

2. 启发式问题法 本案所论湿温有湿热轻重的不同的辨析方法,目前还在使用,都有几种情况？涉及哪些脏腑？根据教材内容如何辨析？还要关注哪些因素？（比如体质和病程的长短）

3. 课堂讲授法 对本案中涉及的湿热轻重进行详细辨析,结合薛生白《湿热病篇》所论湿热,从发热、口渴、汗出、舌脉、二便等方面辨别湿热轻重,同时考虑兼夹情况。

4. 求知探究法 湿温的病因是湿热病邪,湿热病邪的致病特点决定了湿温的证候特点和传变规律,即以脾胃为中心,主要稽留气分。所以,辨湿热的轻重与脏腑病位成为湿温辨析的要点。因此,引导学生从气分湿热着手,根据上述湿热轻重辨析方法,结合脏腑病位就可以确定证候类型,从而为下一步辨证施治打下基础。

5. 翻转课堂法 以中国大学慕课温病学湿温章线上课程湿温的病机演变规律为基础,以本案引入湿温病的病因病机以及演变规律、辨析要点的介绍,采用讨论互动式教学,实现翻转课堂。

（二）实施过程

1. 复习回顾,创建情境,引入概念,导入课程 何廉臣所论为湿温中期阶段常见证候特点。通过提问复习温病的分类方法,学生回答问题,教师强调湿热类温病与温热类温病是温病常见的分类方法,湿温则是湿热类温病代表病种,属重点病。

具体教学中设置多种情形说明湿温初起的临床特点,可以问题的方式导入新课,就此提出湿温的概念:湿温是感受湿热病邪所致的急性外感热病。其特点是初起以湿热阻遏卫气为主要证候,湿热的轻重决定了以脾胃为中心,多种证候类型的不同。

教师可将关键词或要点在黑板适当板书,如湿遏卫气、湿象偏重、热象不显等引起学生注意。

思政问题导入,结合对《难经》《伤寒论》《温热论》《湿热病篇》《温病条辨》等书中关于湿温、湿热病的描述的学习,体现在对于外感热病认证的漫长历史发展过程中,先辈医家勇于思考,勇于实践探索,脱离伤寒的框架,勇于创新,形成完善的湿热病理论,值得我们传承和发扬,激发学生的民族文化认同以及家国情怀。

2. 抓重点,找规律,多设问,课堂翻转 湿温的中期阶段证候类型非常多,且具有一定相似性,学生易混淆,掌握有难度。正如何廉臣所述,"有湿遏热伏者,有湿重热轻者,有湿轻热重者,有湿热并重者,有湿热俱轻者,且有挟痰、挟水、挟食、挟气、挟瘀者。临证之时,首要辨明湿与温之孰轻孰重,有无兼挟,然后对证发药……"首先,抓重点指的是湿温虽然证候多而复杂,但抓住以脾胃为中心这个重点,临床表现必然离不了脾胃症状,要描述出脾胃代表性的症状。其次,找规律指的是湿温之所以证候复杂,除了以脾胃为中心外,容易蒙上流下,影响三焦脏腑,会有三焦脏腑的症状,比如上焦胸闷,中焦脘痞,呕恶,下焦大小便不利等问题,根据脏腑定位来记忆重点症状。确立病位后,根据湿热的轻重来记忆代表性症状,如汗出、口渴、舌象等。在设问中让学生参与讨论,在讨论中加深印象,掌握以上规律,复杂的证候也不难把握。具体教学中设置,教师还要根据自己的教学风格,灵活选择方式导入。也可以置入医案分析促使学生思考,加深学生的理解。

思政问题导入,这种多设问、多思考,从比较中获取新知识新灵感也是古代医家们在医学的长河中书写的重要一笔。比如影视剧《大明劫》《医痴叶天士》,剧中正是吴又可、叶天士在临证中不断质疑,不断反问,不断思考,敢于批判,才有了对瘟疫、温病理论和临床实践的创新性认识,成就了一代名医。中医学的未来需要我们一代代人去努力奋斗,俯身攻坚,继承先人,创新未来,才能沿着正确的方向扎扎实实地走下去,发展下去。

三、教学效果

(一)教学目标达成度

本部分旨在增强学生们对湿温病过程中湿热轻重不同而表现的证候不同的理解和认识,强调湿热的轻重变化是湿温辨析的关键。授课过程中运用了复习回顾、设问启发、翻转课堂等多种手段,突出章节重点知识,引起学生学习和讨论兴趣,引导学生主动参与,深入思考,积极讨论,及时总结,学以致用。

(二)教师的反思

多读书,读原著是学习中医理论、提高临床能力的一条重要途径。通过对名家医论的学习和讨论,结合湿温的概念和特点,不仅可以增进学生对基本内容的理解,并且拓宽视野。在充分发挥学生积极性能动性的同时,激发学生热爱中医,热爱中医古籍阅读,从而增强学好中医的信心,并树立为服务人民的理念。同时,在学习医家名著的同时,要求教师本人以身作则,不断提高自身修养,教学相长,教学共赢。

(三)学生的反馈

作为中医四大经典课程之一,温病学最年轻,进入高年级的大三、大四学生已经有了一定的自主学习能力和辨证思维能力。从案例入手,结合复习回顾、纵向联系、翻转课程等方法,能引起学生的兴趣和共鸣,学生积极参与,互相启发,主动思考,将复杂的知识简单化,简单的知识灵活化。在学习中医经典的过程中多一份兴趣,多一份付出,多一点方法,未来就多一个热爱传统文化、热爱中医的医学大家。

案例三 《温病条辨》论湿温

一、案例

头痛恶寒,身重疼痛,舌白不渴,脉弦细而濡,面色淡黄,胸闷不饥,午后身热,状若阴虚,病难速已,名曰湿温,汗之则神昏耳聋,甚则目瞑不欲言,下之则洞泄,润之则病深不解,长夏深秋冬日同法,三仁汤主之。(《温病条辨》)

三仁汤方:杏仁五钱 飞滑石六钱 白通草二钱 白蔻仁二钱 竹叶二钱 厚朴二钱 生薏仁六钱 半夏五钱

甘澜水八碗,煮取三碗,每服一碗,日三服。

案中涉及湿温的哪些基本知识?其蕴含的思政元素突出表现在哪些方面?

二、教学设计与实施过程

(一)教学方法

1.联系比较法 以本案为例,通过吴鞠通对湿温相关内容的论述,比较伤寒早期病证、阴虚发热和湿温的异同,进一步阐释湿温治禁和用方。

2.课堂讲授法 对案中所涉湿温概念、初起临床表现,湿温三禁等做详细讲解,加深学生对湿温邪遏卫气证的整体认识,提出三仁汤治疗原则。

3.启发式问题法 本案所论湿温与伤寒有何异同?和阴虚内热有何异同?请学生回顾以前所学知识。

4.求知探究法 根据本案所述,引导学生思考,湿温的概念体现了哪些内容?湿温三禁适用于湿温的整个过程吗?为何用三仁汤治疗?此方组方有何特点?

5.翻转课堂法 以中国大学慕课温病学湿温章各证型分型辨治知识点线上视频为基础,结合本案案例,用讨论互动式教学方法,讨论湿温初起邪遏卫气的具体辨治,实现翻转课堂。

6.情景案例法 根据湿温概念,结合本案论述,探讨生活中我们如何辨证施治发热病人？教材中有关湿温湿热轻重的辨析如何运用到湿温病的辨证施治中？哪些因素具有特异性诊断意义？比如辨舌。舌象的变化如何体现湿热轻重的变化，带着这些问题去读原著，去思考，去学会运用。

（二）实施过程

1. 设置问题，导入课程　本案是吴鞠通论述湿温的主要文献之一，案中论述了湿温和伤寒、和阴虚发热初起症状的不同，决定了治法的不同。同时强调湿温在治疗过程中的禁忌，和前面内容相呼应。在自注中对湿温和伤寒、阴虚内热的临床表现，治疗原则做了详细的区别。提出了三仁汤作为主治药方。导入课程。

2. 引经据典，案例讨论　本案用对比的方法引出了湿温的概念，是因为生活中不乏此例。叶天士在《临证指南医案·卷五·湿·湿阻上焦肺不肃降》中所述冯姓一案即是如此。主治症状：舌白头胀，身痛肢疼，胸闷不食，溺阻。主治证候："湿阻上焦肺不肃降"之证。用滑石、杏仁、白豆蔻、淡竹叶、半夏、通草组方治疗，开气分除湿。吴鞠通引用此方，名曰三仁汤。湿邪弥漫上焦，清阳困扰，故见舌白头胀。湿邪郁阻，体表卫气不宣，故见身痛肢疼，此为上焦见证。湿邪阻滞于中，故见胸闷，胃纳失常，故不食，此为中焦见证。湿邪注于下，膀胱气化不利，故见溺阻，此为下焦见症，故可知此为湿温中湿邪弥漫三焦所致。惟以三仁汤轻开上焦肺气，盖肺主一身之气，气化则湿亦化也。三仁汤方中，杏仁开宣上焦肺气，以治头胀、身痛；白豆蔻、半夏苦温燥湿，以治胸闷；滑石、淡竹叶、通草清热利湿，以治小便不利。故可知三仁汤为三焦分治，湿重热轻之方。由此可以看出，对于湿温而言，因其有弥漫三焦的特点，故临床中常常表现为上中下三焦脏腑证候，需上中下三焦分治，三仁汤恰如其分。

教学实施过程中，结合近些年出现的流感、新型冠状病毒感染、支原体感染等初起湿象偏重者，均可考虑用三仁汤加减治疗。临证中以发热、头痛身重，口不渴或渴不欲饮、舌苔白腻，胸闷纳呆为常见症状，并且和伤寒、阴虚内容区分开来，往往效如桴鼓，在面临多种湿热类性质温疫流行时，中医中药呈现出中医独特的魅力。学生从身边观察同学并尝试用药治疗，大大激发学生的共情感，培养学生的专业自豪感和时代责任感。

思政问题导入，历代医家都是实事求是，本着科学创新精神，在继承前人临证经验的基础上，详细辨察，仔细求证，辨证详尽。学习本案例，在学生感受中医传承魅力的同时帮助学生掌握基础知识，建立专业自信；通过对案例临证的深入分析，锤炼学生们的临床技能，提高临床辨证思维能力和中医药人才必备的专业素养。

三、教学效果

（一）教学目标达成度

通过本案《温病条辨》相关原文的学习结合湿温章邪卫气证相关知识点，目的促使学生掌握湿温初起的病因病机、临床表现和治则治法这些基本知识，在此基础上能建立对湿温各证型的整体宏观概念和对邪遏卫气证局部的微观认识；授课中运用了问题启发、情景案例、联系比较、互动讨论、医案分析、翻转课堂等手段，培养学生的临证思辨能力，创新精神。在知识传授和能力培养的过程中，引领学生体会先贤医家在面对新的疾病时继承先贤学术精髓,又勇于探索、善于总结利用,精益求精的科学精神。

(二)教师的反思

案例中所述湿温内容颇为丰富,既有湿温概念,从而把握湿温初起的证候特点,又有类证对比,从而把握湿温和其他外感病的不同,还有湿温的治禁,关乎湿温的发展预后,最后完美引出治疗,成为一个完整的案例过程。这种案例经典、精彩、多种手法综合运用,引导学生全面认识湿温。且对当下具有湿热性质的发热性疾病有广泛的指导意义。认识其重要性,不仅在临证各科中可以得到广泛运用,拓展了知识面,还能完全打开思路,提高临床思辨能力,学习积极性和热情有所高涨。然而由于课时所限,不能将所有的方证都能结合原文和医案——阐述,在后续教学中将逐渐寻求解决的方法。

(三)学生的反馈

从案例中蕴含的丰富内容,让学生体会到了经典原著的魅力,结合多种教学方法和热烈的讨论,学生抽丝剥茧,层层递进,前人的影响,后世的运用,体会到中医传统文化传承中又有发展创新的魅力,受益匪浅,从而大大提高了学生的阅读原著的兴趣,增强了临证思考能力、专业自信心,和对中医的热爱和兴趣。

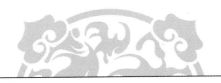

第十三章 伏 暑

　　伏暑是夏季感受暑邪,伏藏体内,在秋冬季节发生的、初起即见暑湿或暑热里证为主要特征的一种急性外感热病。《素问·生气通天论》载曰:"夏伤于暑,秋必痎疟。"虽然没有明确提出伏暑的病名,但是描述的是夏季感受暑邪,到秋季发生的暑湿郁蒸少阳的病证。自此以后,伏暑的理论和临床实践缓慢发展,直到宋代《太平惠民和剂局方》才提出"伏暑"之名,如:"丈夫妇人伏暑,发热作渴,呕吐恶心,黄连一味为丸。"然而,此处的"伏暑"实指伏暑的病因,并非疾病名称。明代李梴《医学入门》:"伏暑,即冒暑久,而藏伏三焦肠胃之间。"始确立伏暑病名。王肯堂《证治准绳》给予伏暑简明含义:"暑邪久伏而发者,名曰伏暑。"随着温病学的发展,清代许多医家对伏暑的因证脉治有了更加深入的研究和认识,如周扬俊的《温热暑疫全书》、吴坤安的《伤寒指掌》、俞根初的《通俗伤寒论》、吴鞠通的《温病条辨》、陆子贤《六因条辨》等书都设有专门章节讨论伏暑的发生发展及诊治规律,从而使伏暑的理论和临床诊疗渐臻完善。

　　因暑性酷烈,且在体内久伏蕴藏积聚,所以,伏暑外发,初起即可见里热证,具有起病急骤,病情较重的临床特点。当伏邪以暑湿为主时,初起可见高热、心烦、口渴、脘痞、苔腻等暑湿郁蒸气分证;当伏邪以暑热为主时,初期即可见高热、烦躁、口干不甚渴饮、舌红绛等暑热内炽营分证,具体证候与感邪性质和个人体质有关。本病发生于暑令之后,在发病季节上有秋冬迟早的不同,所以又有"晚发""伏暑秋发""冬月伏暑"等名称。现代医学的肾综合征出血热、散发性脑炎、钩端螺旋体病等传染病的临床表现与伏暑临床特征相似,可参考本病辨证治疗。此外,消化系统、血液系统级、神经系统的某些疾病也可参考本病辨证治疗。

一、教学目标

(一)知识目标

1. 掌握伏暑的概念、初起特点、病机传变规律及治则。
2. 熟悉伏暑的诊断要点。
3. 了解伏暑与现代医学的关系。

（二）能力目标

1.通过教学提高学生对伏暑的临床辨证诊断能力。

2.培养学生对伏暑的临床治疗及预防能力。

（三）思政目标

1.教师态度认真，备课充分，关爱学生，为人师表。学生学习态度端正，积极配合教师完成"教"与"学"的课堂教学过程。

2.在案例分析过程中，培养学生勤于思考、严谨细心、团结协作的学习习惯，树立理论联系实际、学以致用的学习意识，形成良好的职业道德素质。

二、思政元素分析

伏暑是伏气温病的代表，具有起病急、病情重的特点。伏暑的辨证诊疗体系是历代医家对外感热病长期实践的经验总结和探索创新，他们的经典著作是研究学习伏暑的宝藏，蕴含着丰富的思政元素，如家国情怀、服务人民，科学精神、严谨、求实求真进取，文化素养、医籍阅读，通过学习提高临证能力和学习能力。

（一）科学精神与学术争论

伏暑是暑邪内伏，至秋冬而发的一类外感热病。对伏暑发病的认识具有较多争议。首先，伏暑的发病方式是热自里发和外邪诱发之争。《临证指南医案》："此非伤寒暴感，皆夏秋间暑湿热气内郁，新凉引动内伏之邪。"《温病合编》："不即病者，其邪内舍于骨髓，外舍于分肉之间，盖气虚不能传送暑邪外出，必待秋凉金气相搏，暑无所藏而后出也。其有气虚甚者，虽金风不能击之使出，必待深秋大凉，初冬微寒，相逼而出，名曰伏暑。"《类证治裁》："秋发为伏暑，初由口鼻吸受，继而内结募原，至伏邪为新凉引动而发。"皆认为是秋冬时令之邪引动体内所伏之暑邪外发。陆子贤既认为外感新邪可引发伏暑："伏暑秋发，头痛无汗，恶寒发热，身痛，胸腹满闷，或吐或泻，此新感外邪，引动伏暑。"也认为伏暑在体内自行发动："伏暑，微恶风寒发热，呕恶泄泻，脘闷舌白，此伏邪内动。"对于后者，陆氏注释道"此发明伏邪之异于新邪。既无头痛身痛，则表邪甚微而恶寒发热，脘闷吐泻，为伏邪发动，并无新邪勾引也明矣。（《六国条辨》）"叶子雨则进一步指出："内发伏暑，未必在手太阴。（《中国医学大成·伏气解》）"表明伏暑并非必均由新感所引动而兼见表证，不同于一般温病"首先犯肺"的发病机制。结合临床实际和医案记载，属新感诱发者固然不少，其中伏暑自发，一发即显单纯里热征象者，亦不鲜见。临证时，当根据患者初起证候表现进行诊断，从而正确治疗。

其次，暑邪之所以能"久伏"体内，与正虚有一定关系，但虚在何处？诸医家观点不一。吴鞠通认为气虚损伏暑的重要内因，石寿棠认为阴液亏损是伏暑邪气内伏的前提，吴达认为中气虚馁是伏暑的发生的依据，虽然三者对伏暑发病的内在因素认识不一，或气虚、或阴伤、或中气虚馁，但是总属正气虚衰，由此可见人体正虚是导致伏暑邪气内伏的重要依据和前提，也体现了伏暑"因虚受邪"、"因虚留邪"的发病特点。

再次，暑邪有暑湿和暑热之别，伏暑所伏之暑邪是否必然有湿医之争。《三时伏气外感篇》指出："暑邪必挟湿。"吴塘："温病最忌辛温，暑病不忌者，以暑必兼湿"，王孟英认为:"夏令湿盛,必多兼感,故曰挟。犹之寒邪挟食,湿证挟风,俱是二病相兼,非谓暑中必有湿也。故论暑者,须知天上烈日之炎威,不可误以湿热二气并作一气始为暑也。而治暑者,须知挟湿为多焉。"叶子雨同样认为,伏暑多挟湿,而非必兼湿。长夏虽然湿邪较盛,"暑必兼湿"确有值得商榷之处。这些医家的论述是研究伏暑的重要文献,通过经典著作的研读,学习古代先贤的探索精神和科学精神,提升中医思维能力,为临床辨治打下坚实基础。

（二）创新精神和文化自信

伏暑属于伏气温病范畴,古人创立的"伏邪"学说,是当时的历史条件下,对与时令之邪不相符的致病邪气的本质论述。《温热逢源》载曰:"伏温之邪,冬时之寒邪也,其伤人也,本因肾气之虚,始得入而据之。"指出肾气先虚,外邪乘虚而据之是伏气温病的根本病机,所以伏邪温病对肾的影响最为严重。出血热多发于秋冬季节,临床可见暑湿内蕴气分或暑热内舍营分的里热证,后期则有湿邪下流,肾气不固见症,按伏暑进行辨证治疗,疗效显著;系统性红斑狼疮、过敏性紫癜性肾炎等临床重大疾病和难治病相应证候按伏暑论证均可取得较好效果。

伏暑是秋冬季节发生的一种急性外感疾病,初起以暑湿郁蒸气分和暑热内炽营分为主要见症,暑乃夏令之气,其致病具有湿热或火热的特点,而秋冬季节肃杀寒冷,一暑一寒,一散一收,阴阳正反,相去甚远,秋冬季节发生的外感时令病反表现出夏令暑邪见症,为时令主气与病变主证不符合,所有这些不是新感温病学说所能解释的,医家根据患者的临床表现、病理特点和疾病发展规律,推出是暑邪伏藏体内,过时而发的理论,来阐述其发病机理,是古代先贤医学智慧的体现,也是中医原创思维的重要内涵。古代医家的这种透过现象把握疾病本质,勇于探索,打破常规思维的精神是值得学习的。

案例一 《时病论》论"夏伤于暑秋必痎疟"

一、案例

[此论夏令暑邪内伏,至秋而发为痎疟也,亦即《经》云重阳必阴之义。马玄台曰:夏伤于暑,暑汗不出,至秋凉风相薄而为往来寒热之疟。]

《经》云:夏伤于暑,秋必痎疟。谓夏令伤于暑邪,甚者即患暑病,微者则舍于营,复感秋气凉风,与卫并居,则暑与风凉合邪,遂成痎疟矣。景岳云:痎者皆也,总疟之称也;疟者虐也,凌虐之义也。疟之为病,非止一端,当分晰而治之。考古有暑疟、风疟、寒疟、湿疟、温疟、瘴疟、瘅疟、牝疟、痰疟、食疟、疫疟、鬼疟、虚疟、劳疟、疟母、三日疟之名,临证之时,不可不辨治也。……

本案所论为疟,疟与伏暑有什么异同和相关性? 其蕴含的思政元素是什么?

二、教学设计与实施过程

(一)教学方法

1. 课堂讲授法　本案引用《时病论》对"夏伤于暑秋必痎疟"的阐释,采用通俗易懂的语言,以清晰准确、生动有趣的方式向学生讲解,帮助学生加深对"伏暑"的理解。

2. 启发式问题法　采用提问或设问方式,如提出"人在夏季具有什么样的生理和病理特点?"的问题,引导学生结合中医基础理论、《黄帝内经》等相关内容进行思考和讨论,引起学生对伏暑病因病机这一核心教学内容的兴趣和关注,充分发挥学生的主动性和积极性。

3. 联系比较法　结合《素问·四气调神大论》"夏三月,此为蕃秀……"对人体夏季生理、病理的论述和《素问·生气通天论》中对人体阴阳之气与自然界阴阳相互通应论述等内容,从不同角度和层次分析伏暑发病的原因和病理表现,加深学生对本病的理解和思考。

4. 求知探究法　伏暑是一种重要的临床病症,具有流行病学和内科杂病重病的双重属性,结合案例和现实生活,引导学生分析探索相关疾病的中医治疗,了解中医药在治疗传染病、急重症中的独特优势,增强专业自信。

(二)实施过程

1. 类病对比,导入课程　从《素问·生气通天论》中"夏伤于暑,秋必痎疟"入手,分析暑邪伏藏的原因和主要症状,从而引出伏暑的病因病机,并与疟病进行比较分析,通过对比讨论,使学生对伏暑和疟病的认识更加清晰、深刻。

具体教学中设置情形说明伏暑的病因、症状,可用问题或提问等方式导入新课,如夏季感受暑邪,到秋季才发作的原因是什么?为什么会有"痎疟"这一症状?通过这些问题的思考,使学生对伏暑病因和伏邪的认识更加深刻,从而树立"未病先防"的健康观,树立爱党爱国思想、立志学好中医、为人民健康服务的学习目标。

2. 学古论今,课堂翻转　内经课程是温病学课程的先开课程,学生较熟悉。本节以中国大学慕课温病学线上课程"伏暑"为基础,具体从《素问·生气通天论》中"夏伤于暑,秋必痎疟"的基本知识入手,引入讨论,成功实现翻转课堂。如这里涉及的伏暑的病因有哪些?如何预防?学生发表自己的理解,引进课堂讨论,实现从前期所学经典课程的回顾到对温病学的临床特点思考,学古论今,为后续教学奠定基础。

三、教学效果

(一)教学目标达成度

本案例简要学习了伏暑的病因病机和分类,授课过程中运用多种手段,使学生学习的积极性得到很大提高。

(二)教师的反思

伏暑是伏气温病的一种,由暑热病邪或暑湿病邪所致,学习有一定难度。教学过程中,根据暑邪致病的基本特点,结合临床,举例讲解,向学生展现伏暑理论的临床价值和意义所在,引导学生自主参与学习过程。在教学过程中的不足,要结合具体情况具体分析,如伏邪的认识问题等,在教学中注意加强引导,合理编排,调动学生学习探索的积极性。

（三）学生的反馈

启发式问题导入、情景案例讨论、联系比较等教学方法有利于充分发挥学生学习过程中的主体地位,调动学习的积极性、主动性和创造性,加深学生对伏暑病因病机的理解和认识。课后应根据学生的具体反馈信息,积极改进教学方法,提高教学效果。

案例二 吴鞠通论伏暑

一、案例

太阴伏暑,舌赤口渴,无汗者,银翘散加生地黄、牡丹皮、赤芍、麦冬主之。（《温病条辨》上焦篇）

阳明暑温,脉滑数,不食不饥不便,浊痰凝聚,心下痞满,半夏泻心汤,去人参、干姜、大枣、甘草,加枳实、杏仁主之。（《温病条辨》中焦篇）

暑邪深入少阴消渴者,连梅汤主之;入厥阴,麻痹者,连梅汤主之。心热烦躁,神迷甚者,先与紫雪丹,再与连梅汤。（《温病条辨》下焦篇）

本案所涉及的伏暑相关的知识点有哪些? 其蕴含的思政元素是什么?

二、教学设计与实施过程

（一）教学方法

1. 课堂讲授法　对案中吴鞠通论述的伏暑病在三焦的分型论治进行分析总结,为伏暑的临证治疗提供重要参考。

2. 联系比较法　结合与伏暑病机、临床表现、病理传变、证候转化方面具有相似性和相关性的暑温、湿温等疾病进行分析和鉴别,丰富学生的临床思维,激发学生对临证兴趣,使基础知识更扎实。

3. 启发式问题法　本案中伏暑的病机演变规律如何理解? 其病理演变的认识跟卫气营血辨证和三焦辨证哪一种辨证规律更适合?

4. 求知探究法　吴鞠通提出的"伏暑、暑温、湿温,证本一源,前后互参,不可偏执"该如何理解?

（二）实施过程

1. 承前启后,导入课程　通过前期对伏暑的病因病机、诊断要点的分析,自然转入到伏暑的分型论治,而本案详实地分析了伏邪的三焦传变规律、临床症状及治法方药,是伏暑分型证治的典范,对现代临床仍具有重要的指导价值。通过对本案的学习,让学生了解温病大家精益求精的治学精神,从而树立多读书、读好书、多临证的学习精神。

2.案例讨论,导入课程 具体分析不同症状表现,通过症状判断发病部位。如"舌白""舌赤"判断邪在气分还是已深入营分?是否"口渴"、结合脉象判断伏暑是否夹有湿邪,"心热烦躁,神迷"等危重证候判断病邪已深,当紧急施治。

通过对本案的学习,不但要学生掌握吴鞠通的伏暑临证知识,更要学习温病大家一丝不苟的治学精神和致病救人的苍生大医精神,通过临床实践提升学生的文化自信。

三、教学效果

(一)教学目标达成度

本案学习吴鞠通的伏暑辨证及分型论治,授课过程中运用了问题启发、情景案例、联系比较、探究学习、翻转课堂等多种手段。伏暑是湿热类温病和伏气温病的代表章节,结合思政,引导学生参与学习过程,可以达到预期教学目标,使学生掌握伏暑的病机传变和分型论治,同时激发学生对温病临床知识学习的积极性,使学生掌握伏暑的辨证论治,为临床实践打下坚实基础,从而树立学习温病学是坚定的中医文化传承者和创新者的思想。

(二)教师的反思

以温病大家的经典论述分析伏暑的病机传变规律、分型论治,以直观对比的方式向学生展现伏暑的理论创新与实践贡献,突出重点和难点,引导学生自主参与学习过程。对教学过程中存在的不足,如翻转课堂的难度和学生缺乏学习主动性等问题,要循序渐进进行引导,最终把学生主动学习的积极性调动起来。

(三)学生的反馈

从经典条文入手,以问题导入、案例讨论、联系比较等方法,以调动学生学习的积极性、主动性和创造性,通过对吴鞠通的伏暑理论和临证知识的学习,使学生广泛参与,各抒己见,活跃课堂气氛,完成学习目标。

案例三 《张聿青医案》伏暑

一、案例

谈左,热势日轻暮重,热起之际,懊烦闷乱,神识模糊,目赤颧红,而所饮之汤,独喜沸热,烦甚则气逆似喘。脉闷数不扬,舌红苔白厚而罩灰黑。此暑热之气从内熏蒸,而湿热之气从外遏伏。所以暮重者,以湿为阴邪,旺于阴分也。湿性弥漫,清窍被其蒙蔽,是以神情糊乱。肺为华盖,热蒸湿腾,肺当其冲,是以气逆似喘。深恐热势复起,而神昏暴喘。勉拟辛开其湿,苦泄其热,参以豁痰。总望抑郁之邪湿得开,方为转机之境。

制半夏一钱五分、生薏仁四钱、南星二分、赤猪苓各二钱、橘红一钱、川连三分,干姜五分同炒、光杏仁三钱、蔻仁七分、枳实炒,一钱五分、瓜蒌仁四钱、玉枢丹二分、石菖蒲须九节,四分、广郁金六分,后三味研极细末,薏仁橘红汤送下。(《张聿青医案·暑证》)

案中有哪些伏暑的辨治知识？其蕴含的思政元素突出表现在哪些方面？

二、教学设计与实施过程

（一）教学方法

1. 课堂讲授法　从患者的初起症状入手，分析患者的病因和所感邪气，通过抽丝剥茧、层层深入的分析，让学生将所学的伏暑知识得以运用，锻炼温病学的临床辨治思维。

2. 启发式问题法　本案患者初期"热势日轻暮重……懊烦闷乱，神识模糊，目赤颧红"的症状说明邪在何处？是何邪为患？与新感邪气致病有什么不同？

3. 联系比较法　本案"懊烦闷乱，神识模糊"之症与春温气营两燔证如何区别？治疗上有何异同？通过不同温病相似症状的鉴别巩固前期所学知识，提升学生的辨证能力。

（二）实施过程

1. 设置问题，导入课程　本案是张聿青辨治伏暑的典型案例，以本案为基础，设置问题，如本案的辨证要点有哪些？如何与春温、暑温相鉴别？导入课程，学习伏暑的辨治思路，提升临床辨证能力，并结合温病学对我国历史上人类健康的贡献和当下临床的良好疗效，导入中医学的探索精神和大医情怀，激发学生自立自强、刻苦学习的精神，提升学生学习中医的信心和文化自豪感。

2. 鉴别比较，导入课程　本案患者初期即有高热、神昏的症状，与新感温病的初期症状明显不同，从而提出伏气温病与新感温病如何区别；伏暑邪在营分与春温气血两燔证、暑温气营两燔证极为类似，具体临证时需相互参考和鉴别。通过名家医案的分析和学习，培养学生阅读中医经典著作和医案的习惯，注重中医文化的传承，将理论和实践相结合，增强专业自信和医学的使命感。

三、教学效果

（一）教学目标达成度

通过本案，将伏暑理论知识具体应用于病例的分析，并结合春温、暑温章节知识用于临床鉴别，激发学生对课程学习的主动性，锻炼学生的辨证论治思维和能力，提升学生的综合分析能力，使学生树立临床思维能力，为走向临床打下坚实基础。

（二）教师的反思

伏邪致病是临床诊治的重点和难点，通过具体医案的分析，让学生的所学知识得以综合运用，锻炼其临床思路，是中医学生由理论学习走向临床的关键环节。教学中要注意前后联系，灵活应用多种教学手段和方法，以提高学生主动学习的积极性。教学过程中存在的不足，要注意培养学生自主学习的能力，在后续教学中渐次解决，以提升温病学的临床应用能力为最终目标。

（三）学生的反馈

案例反映的伏暑辨证有一定难度，学生独立从案例中探究温病学的基本知识有一定困难，需经前后对比，才能掌握案例内容。教学过程中的问题设置及讨论，可调动学习的主动性和创造性。通过伏暑辨证要点、辨证论治的学习和分析,学生可各抒己见,课堂活跃,精神饱满,可完成学习目标。

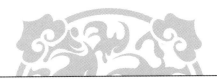

参考文献

[1]谷晓红.马健.温病学[M].北京:中国中医药出版社,2021.

[2]翟双庆,黎敬波.内经选读[M].北京:中国中医药出版社,2021.

[3]宋乃光.刘完素医学全书[M].北京:中国中医药出版社,2015.

[4]王孟英.温热经纬[M].杨进,点评.北京:中国医药科技出版社,2020.

[5]孙理军,马铁明.难经理论与实践[M].北京:中国中医药出版社,2018.

[6]郭雍.伤寒补亡论[M].谢忠礼,校注.长沙:湖南科学技术出版社,2013.

[7]吴有性.温疫论[M].杨进,点评.北京:中国医药科技出版社,2018.

[8]叶桂.温热论[M].张志斌,整理.北京:人民卫生出版社,2007.

[9]何廉臣.重印全国名医验案类编[M].上海:上海科学技术出版社,1959.

[10]吴鞠通.温病条辨[M].杨进,点评.北京:中国医药科技出版社,2018.

[11]叶天士.临证指南医案[M].徐灵胎评本.太原:山西科学技术出版社,2008.

[12]章楠.医门棒喝[M].北京:中国医药科技出版社,2011.

[13]杨进.温病学[M].北京:人民卫生出版社,2008.

[14]孟澍江,杨进.孟澍江温病学讲稿[M].北京:人民卫生出版社,2009.

[15]雷丰.时病论[M].北京:人民卫生出版社,2012.

[16]魏之琇.续名医类案[M].北京:人民卫生出版社,1957.

[17]曹炳章.中国医学大成[M].高萍,主校.北京:中国中医药出版社,1997.

[18]刘更生.张聿青医著大成[M].北京:中国中医药出版社,2019.

[19]陆延珍.六国条辨[M].杨进,点评.北京:人民卫生出版社,2021.